内科医から伝えたい

歯科医院に知ってほしい
糖尿病のこと

その2

にしだわたる糖尿病内科
西田 亙 著

医歯薬出版株式会社

This book was originally published in Japanese
under the title of :

NAIKAI-KARA TSUTAETAI-SHIKAIIN-NI SHITTEHOSHII TOUNYOUBYOU-NO-KOTO SONO-NI
(The basics of diabetes mellitus for dentistry part 2
 -Why oral infection control improves human health?)

NISHIDA, Wataru, M.D., Ph. D.
  Director of Nishida Wataru Diabetes Clinic

© 2019 1st ed.

ISHIYAKU PUBLISHERS, INC.
  7-10, Honkomagome 1 chome, Bunkyo-ku,
  Tokyo 113-8612, Japan

は じ め に

2017年7月に上梓させていただいた前作,『内科医から伝えたい歯科医院に知ってほしい糖尿病のこと』は,私が初めて執筆した医歯学系専門書です.歯科界のみなさまが広く受け入れてくださったおかげで,2018年8月には医科に向けて『糖尿病療養指導士に知ってほしい歯科のこと』を発刊することができました.

地方の一開業医に過ぎないこの私が,全国の糖尿病療養指導士に向けて歯科啓発書を上梓できるなど,つい数年前には予想もできないことでした.私の夢を醸成させる源泉となったものは,日本中から講演に招いてくださる地域の歯科医師会,歯科衛生士会のみなさま,そして読者の方々からいただいた,限りない支援の真心です.

今回,続編として新たに本書をお届けさせていただきます.前作は,糖尿病のことが中心でしたが,私なりに歯科を学び続ける間に,もっと大切なテーマが存在することに気づきました.それが慢性微小炎症です.

人生100年時代が到来した今,医科と歯科に課せられた最も大きな課題は,慢性炎症制御になると私は確信しています.そして,この慢性微小炎症を引き起こす原因の1つが,歯肉炎と歯周炎なのです.糖尿病治療薬をはじめとして,いくら高価な薬を使おうとも,口腔から全身に蔓延する炎症が存在する限り,医科の治療は十分な力を発揮できません.

加えて,医療従事者も含め日本国民は,お口からやって来る慢性炎症の恐ろしさに,ほとんど気づいておりません.このために,歯科定期通院と定期清掃を疎かにし,かけがえのない歯を失っていくのです.第Ⅲ編には,華々しく紹介される8020運動の裏に潜む,日本人の悲しき姿が記されています.

本書には,糖尿病という枠を超え,私たち日本人が口腔への覚醒を通して,清らかな人生100年を歩むために必要となる知識を書き記しました.この知識を読者のみなさまの手で患者さんとその家族,地域の人々,そして日本国民のために役立つ智慧へと昇華していただければ,著者としてこれ以上の喜びはありません.

2019年4月

にしだわたる糖尿病内科 院長 　西田　亙

本書中の表記について

本書では，下記の 2 項目について一般書とは異なる表記を採用しています．

1. CRP

CRP（C Reactive Protein：C 反応性蛋白）には，現在 3 種類の検査方法があり，大きく 2 グループに分かれます．1 つは，旧来の通常感度 CRP，もう 1 つが新しい高感度 CRP です（hs-CRP：high sensitiviy-CRP）．

	通常感度 CRP		高感度 CRP
	旧 CRP	新 CRP	
保険収載	あり（16 点）		なし
検査方法	免疫比濁法	ラテックス凝集法	ラテックスネフェロメトリー法
単位	mg/dL		mg/L （ng/mL*）
測定範囲	0.1 mg/dL 〜	0.01 mg/dL 〜	0.004 mg/dL 〜
報告桁数	小数第一位	小数第二位	小数第三位

*古い論文などでは ng/mL が使われています

高感度 CRP は，最も鋭敏な検査方法であり，0.004 mg/dL から検出することができます．通常感度 CRP は，検査方法によりさらに旧 CRP と新 CRP に分かれます．旧 CRP では微小炎症を評価することはできませんが，新 CRP の測定感度は高感度 CRP に匹敵するため，歯肉炎・歯周炎の病態評価に活用することが可能です．

三者の見分け方は，報告書に記載された数値の少数部分です（報告桁数）．診療情報連携の際に送られてきた CRP の値が，少数第二位まで記載されていれば，新 CRP です．最近は，新 CRP で測定している検査機関が増えてきていますが，いまだに旧 CRP を用いている施設もあります．また，現時点で高感度 CRP は保険収載されていません．

最後に単位ですが，高感度 CRP と通常感度 CRP は違う単位で運用されています．引用している論文も，原典中では mg/L や ng/mL で記載されていますが，混乱を防ぐために，本書では通常感度 CRP と高感度 CRP を『CRP』に統一し，単位はすべて『mg/dL』で記載しています．

2. 絶食時血糖

前著（『内科医から伝えたい歯科医院に知ってほしい糖尿病のこと』p.24 参照）でも解説しましたが，日本では海外の Fasting Plasma Glucose（絶食時血漿グルコース）を「空腹時血糖」と表記しています．空腹という言葉は，お腹が空いている状態を意味しますので，多くの人は「昼食前や夕食前の空腹時」の採血を，空腹時血糖であると誤解してしまうのです．本書では，そのような誤解を防ぐために，『絶食時血糖』で表記を統一しています．

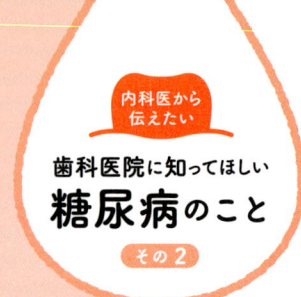
内科医から
伝えたい
歯科医院に知ってほしい
糖尿病のこと
その2

＊本書の写真はすべて許諾を得て掲載しています.

Design/はんぺんデザイン　Illustration/藤田泰実, 秋葉あきこ, 青木出版工房

「歯周炎分類2018」が語る新しき歯科医療の姿

1　EuroPerio9 での衝撃的発表

　2018 年 6 月，アムステルダムで開催された EuroPerio9 [注1] において，欧州歯周病学会（EFP：European Federation of Periodontology）と米国歯周病学会（AAP：American Academy of Periodontology）は，19 年ぶりに共同で新しい歯周炎分類を発表しました [1]．

　この新分類は，歯周炎患者を 2 つの視点から多次元的に捉えることを提唱しています．具体的には，**"重症度"に基づくステージ分類**と，**"予後"に基づくグレード分類**が新しく登場しました．その目的は**表 1-1** のとおりです．

表 1-1　ステージ分類とグレード分類の目的

ステージ分類	グレード分類
重症度と範囲に基づき分類する	未来のリスクを推測する
複雑度を評価する	全身との関連を考慮する

(文献 1 より改変)

　ステージ分類は，医科のがん診断で用いられているものを参考にして作成され，ステージ I，II，III，IV の順に重症度が上がります．

　グレード分類は，歯周病の進行速度と未来のリスク，すなわち**患者の予後**を把握するために登場しています．目の前の患者の歯周炎は，今後急速に進行するのか？　それとも緩徐に進行することが予測されるのか？　その判断基準の 1 つとして，CAL（Clinical Attachment Loss）や骨吸収に加え，**全身のリスク因子として"糖尿病"**が明記されたのです [注2]（**表 1-2**）．

表 1-2　全身のリスク因子に基づいた歯周炎患者のグレード分類

全身のリスク因子	グレード A 緩徐な進行	グレード B 中等度の進行	グレード C 急速な進行
喫煙	なし	10 本未満 / 日	10 本以上 / 日
糖尿病（HbA1c）	正常血糖 糖尿病の既往なし	糖尿病患者 HbA1c 7.0% 未満	糖尿病患者 HbA1c 7.0% 以上

(文献 1 より改変)

　HbA1c（グリコヘモグロビン）は，慢性高血糖の状態を捉えるための血液検査であり**【『内科医から伝えたい歯科医院に知ってほしい糖尿病のこと』（以下『糖尿病のこと』）p.25 参照】**，**表 1-2** は「高血糖状態が続いていると歯周炎は進行しやすい」ことを意味しています．

　7.0% という値については，あくまでも目安に過ぎず，絶対的な指標ではないことに注意してください．例えば「HbA1c 7.2% であるから，この患者はグレード C」と短絡的に判定することは，グレード分類の正しい運用ではありません．CAL や骨吸収なども踏まえ，全体的な観点から歯科医師がグレードを決定することが求められているのです [2]．

　このように，歯周炎分類に医科の血液検査項目（HbA1c）が登場したことは，画期的

注 1：ヨーロッパ各国の歯周病学会が持ち回りで 3 年に 1 回開催する学術大会．
注 2：全身のリスク因子には，糖尿病のほかに喫煙が記載されています．

な出来事といえるでしょう．グレード分類の解説には "systemic monitoring and co-therapy with medical colleagues" と記されており[1]，これからの歯科医療は「**口腔内だけでなく全身も視野に入れたうえで，医科と共に患者の治療にあたる必要がある**」と，医科歯科連携の重要性が声高らかに説かれています．

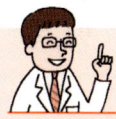

Dr.にしだの勘所！

　私は，この "systemic monitoring and co-therapy with medical colleagues" という一文に感銘を受けました．systemic は全身，monitoring は血液検査などによる評価，therapy は治療，co- は "一緒" を意味する接頭辞，誰と一緒に治療するかといえば，medical（医科）の colleagues（同志）．つまり「これからは，歯科も血液検査などを通して全身状態を把握し，志を同じくする医科の人々と共に，目の前の患者さんの歯周治療にあたろう！」という，熱きメッセージなのです．額縁に入れて飾りたいほどの名言ですね．

2　なぜ歯周炎分類が "全身" に言及するようになったのか？

　私は，アムステルダムで発表された歯周炎新分類の内容に，心から感服するとともに，1つの疑問を抱いていました．

　「なぜ欧米の歯周病専門医達は，これほどまでに全身に注意を払うようになったのか？」と．

　その理由の1つは，文献1の引用文献中に記されていました．Jeffcoat らが 2014 年に発表した研究ですが，次のようにきわめて興味深い事実が明らかになっています[3]．

　その内容ですが，米国の医療保険会社および歯科医療保険会社のデータベースを統合し，以下の選択基準に従い，患者データが抽出されました．

・2005 年をベースラインに設定．
・少なくとも1年以上にわたり保険を継続．
・2005 年時点で慢性疾患（2 型糖尿病，冠動脈疾患，脳血管疾患，関節リウマチの1つ以上が該当）の診断を受けている患者，もしくは 2005 〜 2009 年の間に1回以上の出産歴がある患者．
・2004 年の歯周治療受診歴なし．
・2005 年に歯周治療もしくはメインテナンスのため，1回以上歯科を受診．

　研究対象が，"**歯周治療が新規に開始された**" 慢性疾患患者もしくは妊婦である点がポイントになります．最終的には，338,891 名の患者が抽出され（年齢 48.7±10.9 歳，男性

55%），2 型糖尿病，冠動脈疾患，脳血管疾患，関節リウマチについては 2006 〜 2009 年の年間あたり医療費と入院回数，妊娠についてはハイリスク管理と偶発症対処に要する追加医療費が解析されました [注3]．

　2005 年における歯科通院回数および 2007 年における入院回数の ROC（Receiver Operating Characteristics）曲線解析により，歯科通院回数のカットオフ値として "4 回" が選択され，約 34 万人の患者集団は「1 年あたり歯科を 1 〜 3 回受診した低頻度群と年 4 回以上受診した高頻度群」にグループ化されています [注4]．

　最初に，妊婦に関する解析結果をみてみましょう（図 1-1）．歯科受診が低頻度であった群の追加医療費は $3,299 に達していましたが，高頻度に受診していた群は $866 と，前者の約 1/4 でした．ただし，歯周病と診断された妊婦のなかで，年 4 回以上歯科を受診した妊婦は全体のわずか 0.3% にすぎません．

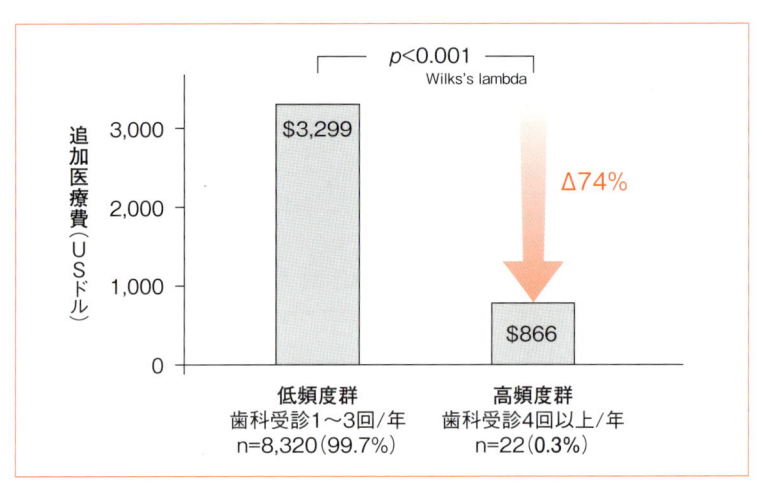

図 1-1　第一子出産における追加医療費（ハイリスク管理および偶発症対処）の比較

　次に慢性疾患ですが，こちらは患者一人あたりの年間総医療費と，患者千人あたりの年間入院回数から検討されています．

　高頻度群と低頻度群を比較した場合，総医療費は 2 型糖尿病で 40%，脳血管疾患で 41%，冠動脈疾患で 11% 有意に低値でしたが，関節リウマチでは有意差を認めませんでした．入院回数は 2 型糖尿病で 39%，脳血管疾患で 21%，冠動脈疾患で 29% 有意に少なく，関節リウマチではやはり有意差を認めていません（図 1-2）．

　本研究の解釈には注意が必要な点もありますが，34 万人規模の入院回数の解析から，歯周病の年間あたり通院回数のカットオフ値は 4 回であることが明らかになった点は，きわめて意義深いと考えられます．

注3：妊婦の対象者は，ICD-9 コード分類の V23（ハイリスク妊娠の管理）もしくは V22.2（偶発症への対処）が付与された症例に限定されています．
注4：論文中では，前者をコントロール群（control group），後者を治療群（treatment group）と名づけていますが，誤解を招きやすいため，本書ではそれぞれ低頻度群，高頻度群としました．

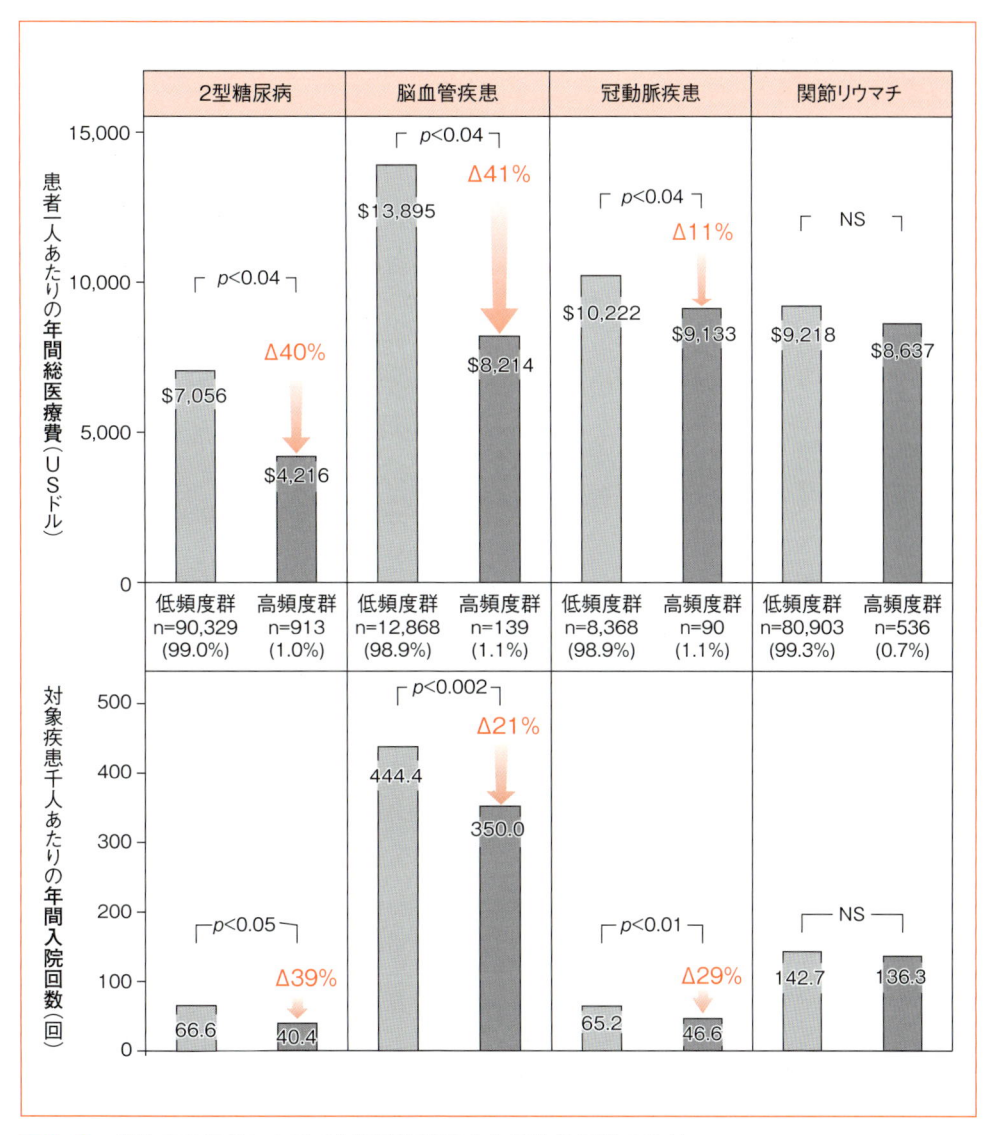

図1-2　慢性疾患患者における年間総医療費と年間入院回数の比較

　年4回以上の歯科通院が，大幅な入院費用と入院回数の減少をもたらしうることを国民が知れば，積極的な歯科受診の動機づけにもつながることでしょう．

　ただし，米国においてですら，歯周病の診断を受けた後に年4回以上歯科に通院している患者は全体の1％程度にすぎない事実に着目する必要があります．

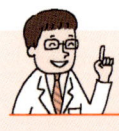

Dr.にしだの**勘所**！

　歯科外来では「歯周治療の通院間隔は３カ月」という言葉がよく聞かれますが，国民はその真意が十分に理解できていません．このため，「どうして痛くもないのに３カ月おきに来なければならないの？」，「お金儲けのために予約を入れようしているのでは？」などという誤解が，国民のみならず，メディア界の間にも根づいているようです．しかし，ご安心ください．今回ご紹介した論文は，学術的見地に基づき『年４回以上にわたる歯科通院が必要である』ことを静かに，そして雄弁に語ってくれています．すぐにでも，患者さんや地域の住民に伝えたい内容ではないでしょうか？

3　口腔の向こうに全身を見据える時代

　歯周炎の新分類に「全身への配慮」が登場した背景には，このような研究成果があったのです．

　高齢化した歯周病患者は，糖尿病や脳心血管疾患をはじめとする，何らかの慢性疾患を有しています．歯周治療を通じて，全身疾患の改善にもつながるのであれば，歯科医療従事者にとってこれほどの喜びはないでしょう．

　ユニットに座った患者さんの治療を，歯周病の改善のみで終えるのか．それとも，**歯周治療の向こうに慢性疾患の改善までをも見通す**のか…．続く第 II 編以降では，後者の視点をお持ちいただくために必要な知識をご紹介します．

■ **参考文献**

1）Tonetti MS et al.: Staging and grading of periodontitis: Framework and proposal of a new classification and case definition. J Clin Periodontol, 45(suppl 20): S149-S161, 2018.
2）AAP: Frequently Asked Questions on the 2018 Classification of Periodontal and Peri-Implant Diseases and Conditions, 2019.
3）Jeffcoat MK et al.: Impact of periodontal therapy on general health: evidence from insurance data for five systemic conditions. Am J Prev Med, 47(2):166-174, 2014.

糖尿病と歯周病は"不治の病"

　糖尿病は代表的な慢性疾患ですが，歯周病もまた慢性的に持続する疾患です．一方，インフルエンザや上気道炎は激しい発熱を起こすことはあっても，短期間で"治癒"する疾患です．

　歯周病は長期間にわたり持続する疾患であるからこそ，第 I 編で明らかになったようにさまざまな慢性疾患に対して強い影響力を及ぼすのです．

　本編では"不治の病"という観点から，2 つの疾患を捉えてみましょう．

1 医科の糖尿病へのアプローチに学ぶ

　日本糖尿病学会が発行する『糖尿病治療ガイド』には次のような一節が掲載されています[1]．

> 糖尿病は治癒する病気ではないので，決して通院（受診）を中断しないよう指導する．

　糖尿病が治癒する病気ではないこと，すなわち不治の病であることが，明記されています．さらには「**糖尿病は治る病気ではないのだから，生涯にわたり通院するように指導しなさい**」とまで書かれています．驚くほど強い文言ですが，日本糖尿病学会がここまで強く通院継続を訴えなければならない悲しい現実があるのです．

　図 2-1 は，糖尿病を指摘された人の治療状況を 20 代～ 70 歳以上の年代別で解析したものです．各ヒストグラムの上段が未治療，中段が治療中断，下段が治療中ですが，特に若い世代での未治療と治療中断者が目立ちます．**20 ～ 40 代でみると，半数以上が糖尿病の治療を受けていないのです．**

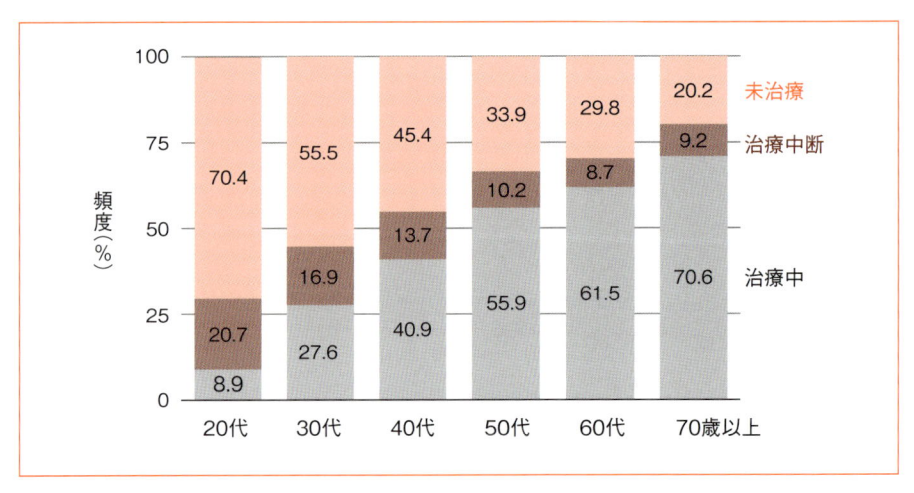

図 2-1　糖尿病を指摘された人の年代別治療状況　　　　　　（文献 2 より改変）

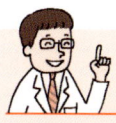

Dr.にしだの勘所！

　20 〜 40 代の半数以上が糖尿病を指摘されながら治療を受けていない．これは戦慄すべき事実ですが，歯周病の場合はいかがでしょうか？　ひょっとすると，糖尿病以上に未受診の国民が多いのかもしれません．『外来を受診している人々は，患者全体のごく一部にしかすぎない』ことがわかれば，定期的に来院されている患者さんに対して，敬意と感謝が自然に湧き出てくることでしょう．

　日本糖尿病対策推進会議は，このような糖尿病の放置状況の解消を目指し，一般国民向けに啓発ポスターを作成しています[3]（図 2-2）．

　ふくれっ面の女の子が大人に向けて，糖尿病治療を「とちゅうでやめちゃだめ」と訴えかける，とても印象的なポスターです．医科が実践しているこのようなアプローチを知っ

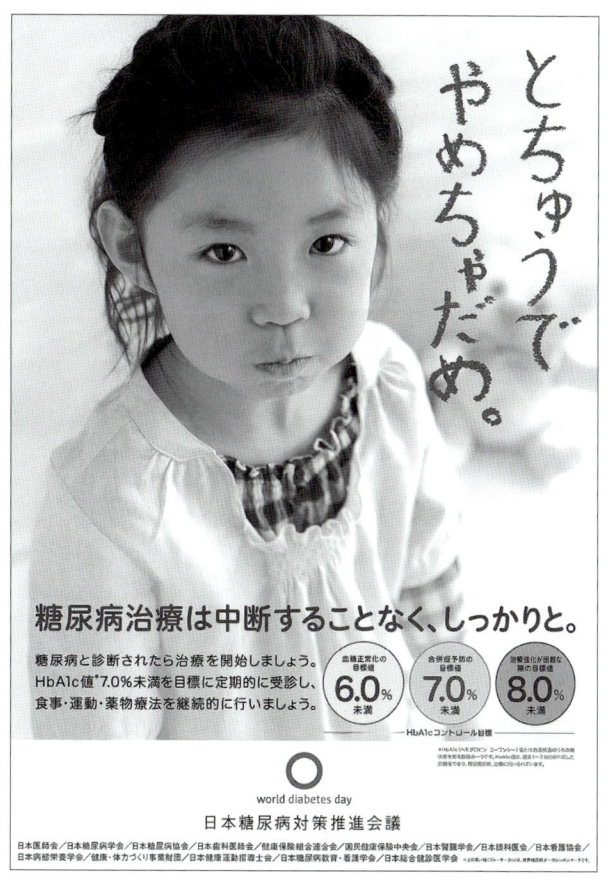

図 2-2　糖尿病啓発ポスター「糖尿病の受診勧奨と治療中断防止」

（文献 3）

たうえで，次は歯周病について考えてみましょう.

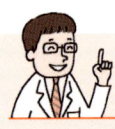

Dr.にしだの勘所！

　次で解説しますが，米国および欧州の歯周病学会は "歯周炎を発症すると二度と元には戻れない" ことを論文中に明記しています．すなわち，糖尿病と同じく歯周病もまた不治の病なのです．ならば，日本糖尿病対策推進会議をお手本として「治療を途中でやめちゃだめ！歯周治療は中断することなく，しっかりと」を国民に向けて広く啓発すべきではないでしょうか．

2　歯周病もまた治癒する病気ではない

　第 I 編でご紹介した「歯周炎分類 2018」は，2017 年シカゴにて，EFP と AAP が共同で開催したワークショップで検討されたものです[4]．このワークショップでは全部で 4 つのワークグループが独立して議論を行い，新しいステージ分類とグレード分類はワークグループ 2 の担当でした.

　ワークグループ 1 は，健口（periodontal health）[注1]と歯肉疾患（gingival disease）の定義について議論し，その成果が文献 5 にまとめられています.

　この報告書中で，ワークグループ 1 は「**健口（periodontal health）とは臨床的に炎症を検出できない状態**」と定義しています．また，歯肉炎（gingivitis）と歯周炎（periodontitis）は，予後の観点から厳密に区別されています（図 2-3）.

　歯肉炎の段階であれば健口に戻ることができますが，ひとたび歯周炎を発症し歯周組織の破壊が起きると，もはや歯肉炎に戻ることはできません．すなわち，**健口と歯肉炎は "可逆的" な関係にありますが，歯肉炎から歯周炎への進行は一方通行であり "不可逆的"** なのです.

　まさしく糖尿病と同じように，"歯周病は治癒する病気ではない" ことを EFP と AAP は宣言しているのです．AAP は，「歯周炎分類 2018」に関する FAQ（Frequently Asked Quesitions よくある質問）の中で，"a periodontitis patient is a periodontitis patient for life" という表現を使っています[6].

　「**歯周炎患者は生涯にわたり歯周炎患者である**のだから，いくら状態が安定していても，隠れたリスクを過小評価してはいけない」と警鐘を鳴らしています.

　さらに，ワークグループ 1 は "歯周炎を発症する前の歯肉炎" と "歯周炎発症後の歯肉炎" を区別するために，後者を**歯肉炎症（gingival inflammation）**[注2]と表記しています.

注 1：本書では，periodontal health を "健口" と意訳しました.
注 2：本書では，gingival inflammation を "歯肉炎症" と記載しています.

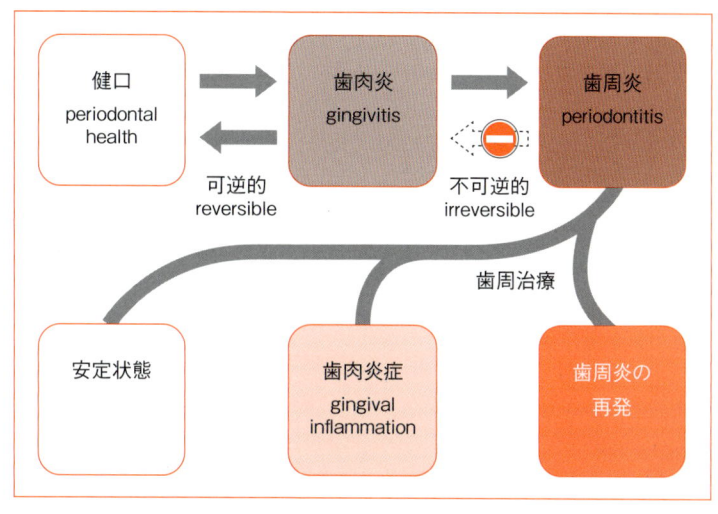

図 2-3　歯肉炎の可逆性と歯周炎の不可逆性　　　　（文献 5 より改変）

　以上の知識を元に，歯周炎患者の経過を考えてみましょう．歯周治療により，炎症が消退すれば "安定状態" となります（図 2-3 下段左）．しかし，再び歯肉に炎症が発生すると "歯肉炎症（gingival inflammation）" に移行します（図 2-3 下段中）．さらに歯肉炎症が歯周炎まで拡大すれば "再発" となります（図 2-3 下段右）．もしも，下段中の状態を歯肉炎と表記してしまうと，"歯周炎が歯肉炎に戻ることはない" という定義に反してしまうため，あえて歯肉炎症という言葉で区別したものと思われます．

3　予防から治療まで，歯科は生涯にわたり寄り添うことができる

　ワークグループ 1 が主張するとおり，歯周炎をひとたび発症してしまうと健口の状態には二度と戻ることができません．また，たとえ今は健口であっても，加齢とともにリスクは上昇し，いつの日か歯肉炎や歯周炎を発症する可能性は誰にでもあるでしょう．

　残念ながら，医科は糖尿病発症後にしか介入することができませんが，歯科の場合は歯周炎発症後はもとより，健口のうちから介入することが可能です．予防から治療まで，ユニットに座った方の人生に寄り添うことができるのは，歯科医療だけなのです．図 2-3 が意味するところを理解できれば，歯科医療の素晴らしさと歯科の責務が浮かびあがってくることでしょう．

　しかし，ここで残念な報告があります．日本人高齢者の多くは，"歯周炎の再発" を繰り返し，かけがえのない歯を失い続けているのです．その真の姿は，第Ⅲ編で明らかになります．

■ 参考文献 ────────────────────────────────

1）日本糖尿病学会：糖尿病治療ガイド 2018-2019. 文光堂, 東京, 2018.

2）厚生労働省：糖尿病を指摘された人の治療状況, 平成 24 年 国民健康・栄養調査報告. 2014.

3）日本糖尿病対策推進会議：糖尿病啓発ポスター「糖尿病の受診勧奨と治療中断防止」. 2013.
（日本医師会ホームページからダウンロード可能 http://dl.med.or.jp/dl-med/tounyoubyou/
diabetes_keihatsu.pdf）

4）Kornman KS and Tonetti MS: Classification of Periodontal and Peri-Implant Diseases and
Conditions, Proceedings of the World Workshop Jointly Held by the American Academy of
Periodontology and European Federation of Periodontology, J Clin Periodontol, 45 (suppl 20),
2018.

5）Chapple ILC et al.: Periodontal health and gingival diseases and conditions on an intact and a
reduced periodontium: Consensus report of workgroup 1 of the 2017. World Workshop on the
Classification of Periodontal and Peri-Implant Diseases and Conditions, J Clin Periodontol, 45
(suppl 20): S68-S77, 2018.

6）AAP: Frequently Asked Questions on the 2018 Classification of Periodontal and Peri-Implant
Diseases and Conditions, 2019.

日本人の口腔の闇と光

　厚生労働省が実施している歯科疾患実態調査によれば，調査のたびに日本人の喪失歯数は減少しており，平成 28（2016）年には初めて 8020 達成者率が 5 割を超えたことが大きく報道されました.

　しかし，内科医の私の目から見ても，糖尿病外来を受診する患者さんの口腔内状況が，平成という元号の間に劇的に改善しているようには，とても思えません. はたして，日本国民の口腔の実態は，どうなっているのか？

　本編では，その真実の姿を探ってみましょう.

1　8020 達成者率は本当に 5 割を超えたのか？

　昭和 62（1987）年の歯科疾患実態調査によれば，歯数の平均は，70 〜 74 歳で 7.8 本，75 〜 79 歳で 5.5 本，80 歳以上はわずかに 4.0 本でした.

　このような状況から，平成元（1989）年，厚生省（現・厚生労働省）と日本歯科医師会は「80 歳になっても 20 本以上自分の歯を保とう」という「8020（ハチマルニイマル）運動」を提唱しました. 当時の厚生省は咀嚼能力の観点から，下記のように 20 本の歯を残すべきと考えたのです[1].

> 「残存歯数が約 20 本あれば食品の咀嚼が容易であるとされており，例えば日本人の平均寿命である 80 歳で 20 本の歯を残すという，いわゆる 8020 運動を目標の 1 つとして設定するのが適切ではないかと考えられる.」

　8020 運動の誕生から 28 年が経過した，2017 年 6 月，厚生労働省は平成 28 年歯科疾患実態調査結果を報道各社に向けて公開しました[2]. プレスリリースの冒頭では「8020 達成者は 2 人に 1 人以上で過去最高（達成率 51.2%）」となったことが，宣言されています. 当時の TV ニュースや新聞は，この発表に基づき「8020 を達成した人が初めて 5 割を超えました！」と，こぞって報道したものです.

　はたして，本当に日本人の 8020 達成率は 5 割を超えたのでしょうか？　まずは，この事実を検証することから始めましょう.

　厚生労働省の歯科疾患実態調査ホームページ[3] では，平成 11（1999）年から平成 28（2016）年までの調査結果報告書が掲載されていますが，このうちデータの一部がインターネット上で公開されているのは，平成 17（2005）年，平成 23（2011）年，平成 28（2016）年の 3 回分のみです（平成 31 年 3 月時点）.

　これらのデータの中から，8020 達成者率に関連する項目を整理したものが，表 3-1 です.

　8020 達成者率というのは，本来は，「80 歳で現在歯が 20 本以上である者の割合」と定義されるはずです. 実際，厚生労働省は平成 28 年歯科疾患実態調査報道資料中において「80 歳で 20 本以上の歯を有する者の割合」と記載しています.

表 3-1　歯科疾患実態調査における 8020 達成者率の推移

調査実施年	年齢階級（歳）	n	現在歯数（平均 ± 標準偏差）	現在歯 20 本以上の割合（%）	
平成 17 年（2005 年）	75 ～ 79	321	10.7±10.0	27.1	24.1
	80 ～ 84	171	8.9±9.8	21.1	
平成 23 年（2011 年）	75 ～ 79	340	15.6±9.6	47.6	38.3
	80 ～ 84	225	12.2±9.9	28.9	
平成 28 年（2016 年）	75 ～ 79	319	18.0±9.4	56.1	50.2
	80 ～ 84	224	15.3±10.2	44.2	
				年齢階級別	2 階級の単純平均

（文献 4, 5, 6 より作成）

　ところが，平成 23（2011）年までの調査では解析時の年齢階級が “5 歳間隔” であったため，75 ～ 79 歳および 80 ～ 84 歳，それぞれの年齢階級における “20 歯以上達成者率” しか，データがありませんでした．

　このため，厚生労働省は “2 つの年齢階級の単純平均をとった値を 8020 達成者率” と解釈したのです．例えば平成 17（2005）年調査の場合，75 ～ 79 歳が 27.1%，80 ～ 84 歳が 21.1% ですから，この 2 つを足して 2 で割った値，すなわち 24.1% を 8020 達成者率として発表しています．

　ここで，表 3-1 の “現在歯数の標準偏差” に着目しておいてください．平成 17（2005）から平成 28（2016）年にかけて，現在歯数の平均は確かに増加傾向にありますが，標準偏差は 10 前後でほぼ変化がありません．平均値 10 ～ 18 に対して標準偏差が 10 ということは，**現在歯数の分布に非常に大きなバラツキがある**ことを意味していますが，その理由は後ほど明らかになります．

　なお，平成 28（2016）年における 2 階級の単純平均値は 50.2% でしたが，先程の厚生労働省発表では 51.2% と記載されていました．なぜでしょうか？

　実は，平成 28（2016）年調査からは，新しく “現在歯数の頻度分布” というデータが登場したのです[7]．年齢と現在歯数の階級が，それぞれ 1 歳間隔，1 歯間隔となったおかげで，より詳細な解析が可能になりました．このデータに基づき，75 ～ 84 歳まで 1 歳間隔で現在歯 20 本以上の者の割合を算出した値をグラフ化したものが図 3-1 です．

　驚いたことに，80 歳の達成者率は「45.5%」でした．厚生労働省が主張する 5 割には，とても達していません．そして，75 ～ 84 歳までの達成者率の平均値をとると，先程の「51.2%」になるのです．

　つまり，**「真の 8020 達成者率は 45.5%」**であったにもかかわらず，厚生労働省は最も高い数値が出る計算方法により，『2 人に 1 人以上』という悲願を達成したのです．この点は厚生労働省も認めており，資料をよく読むと**「8020 達成者は，75 歳以上 85 歳未満の数値から推計」**と断り書きをしています[2]．

　計算方法の是非は別としても，さらに大きな問題は調査実施者の人数です．平成 28

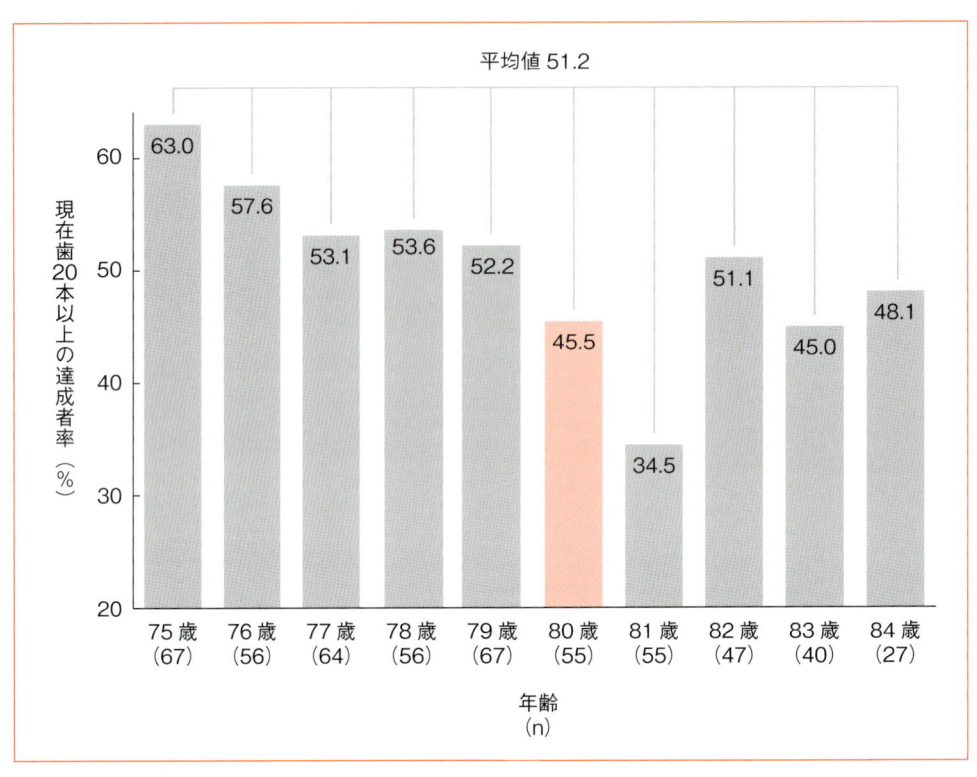

図 3-1　75 〜 84 歳まで各年齢における現在歯 20 本以上の達成者率　　　（文献 7 より作成）

（2016）年歯科疾患実態調査において，**実際に調査された 80 歳の人数は総勢 55 名**でした．しかも，この 55 名は自分の足で健診会場に来場できるほど，元気な方々と推測されます．入院中，介護施設入所中，自宅で寝たきりの状況にある 80 歳は，おそらく調査されていないでしょう．80 歳の中でもかなり健康度の高い 55 名の口腔から，日本全国の 8020 達成者率を論じることには明らかに無理があります．

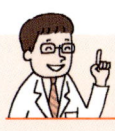

Dr.にしだの勘所！

　私がこの問題に気づいたのは，厚生労働省が平成 28 年歯科疾患実態調査のホームページに掲載していた下図のグラフがきっかけでした．奇妙なことに，"8020 達成率 51.2%" の下には，矢印が 2 つ書かれていたのです．しかも，その左側は 75 〜 79 歳の年齢階級をさしています．80 〜 84 歳はまだわかるにしても，一体なぜ 70 代後半の年齢階級が含まれているのか？　この疑問が，公開されているデータの解析につながり，事実が浮かび上がったのです．学術論文もそうですが，何事も原典に当たることが大切ですね．

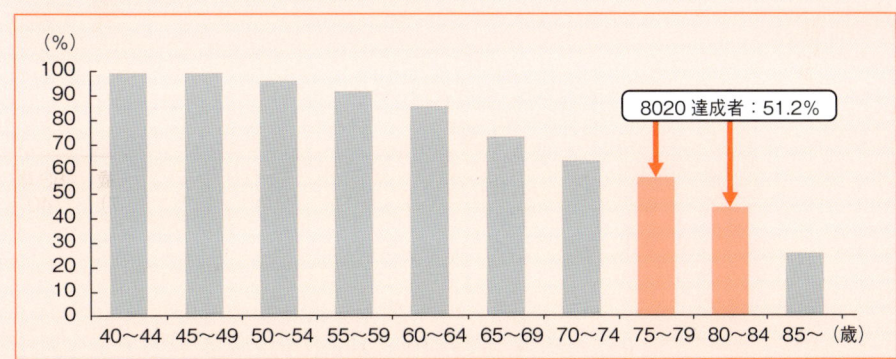

図　歯の状況（20 本以上の歯が残っている人の割合）

（https://www.mhlw.go.jp/toukei/list/62-28.html より改変）

2 8020 データバンク調査が明らかにした日本人の口腔の真実

　調査対象者数の少なさについては，8020 運動が始まった当初から問題視されていました．8020 運動の根拠となった歯科疾患実態調査における 80 歳の調査対象者は，わずか 37 名であったため，平成 9（1997）年から厚生科学研究費を活用した，より大規模で偏りの少ない全国的な「8020 データバンク調査」が実施されることになったのです[8]．

　調査は，対象地域内に住民票がある 80 歳（当時の大正 6 年生まれのみ）全員を対象とした "悉皆調査（全数調査）" であり，来場可能者は会場での健康診査，寝たきり・入院・入所者は訪問健康診査が実施されることになりました[注1]．

　さらに調査対象地域は，日本の気候風土を考慮した結果，東西南北に区分し[注2]，大学歯学部，内科健康診査機関，歯科医師会，市町村，県（保健所）などの協力が得られる地域から候補が選ばれています．

注 1：会場での健診に加え，寝たきり・入院・入所者への訪問健康診査が実施されている点に注目してください．
注 2：一般的な調査では，会場は県庁所在地など市街地のみで開催されますが，8020 データバンク調査では，歯科医院も存在しないような山間部も選ばれ，健診隊は片道数時間以上をかけて，現地まで赴いたそうです．

1 岩手県から始まった 8020 データバンク調査

　1997 年，まず最初に諸条件において最適であった岩手県が選定されました[9]．県内全域を対象とすると，膨大な経費が必要になるため，盛岡保健所管内 11 市町村のうち，協力が得られた 9 市町村（**図 3-2**）に在住する，80 歳全員の 944 人が調査対象とされました．

　9 市町村は，大きく①盛岡市，②盛岡市近郊，③山間部の 3 地域に分けられ，**全体の受診率は 86.1%**（70.3 〜 94.1）[注3]，平均残存歯数は 4.6 本，8020 達成者率は 6.5%，無歯顎者率は 57.1% でした（**表 3-2**）．

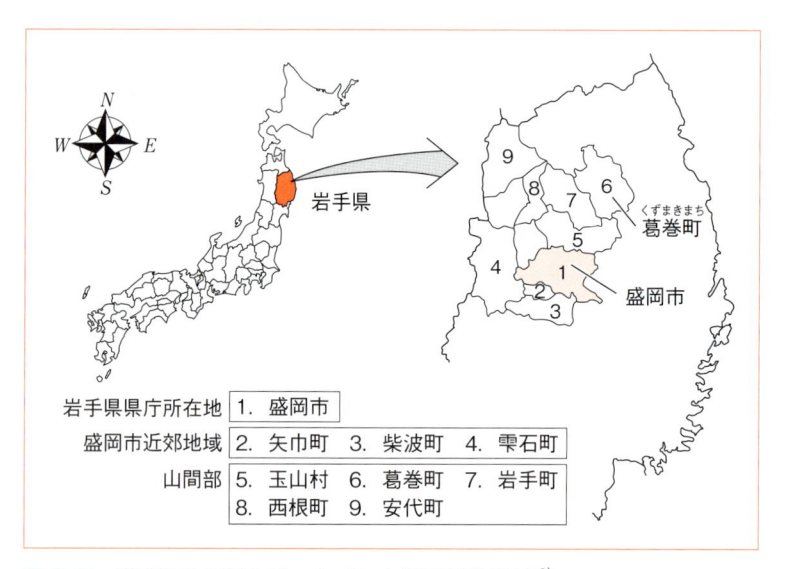

岩手県県庁所在地　1.　盛岡市
盛岡市近郊地域　2.　矢巾町　3.　紫波町　4.　雫石町
山間部　5.　玉山村　6.　葛巻町　7.　岩手町
　　　　8.　西根町　9.　安代町

図 3-2　岩手県の 8020 データバンク調査対象地域[9]

表 3-2　岩手県 9 市町村に在住する 80 歳の口腔状況

	対象者数（人）	受診率（%）	平均残存歯数（本）	8020 達成者率（%）	無歯顎者率（%）
1.　盛岡市青山地区	101	70.3	8.0	15.5	44.8
2.　矢巾町	98	90.8	5.5	1.4	47.9
3.　紫波町	170	94.1	5.6	7.3	44.7
4.　雫石町	115	82.6	6.2	11.5	52.6
5.　玉山村	83	91.6	4.6	8.9	55.4
6.　葛巻町	84	92.8	1.0	1.4	88.6
7.　岩手町	104	81.7	2.9	5.4	68.9
8.　西根町	117	78.6	4.1	2.7	52.0
9.　安代町	72	93.0	3.5	5.1	67.8
全体	944	86.1	4.6	6.5	57.1

（文献 9 より作成）

注3：一般的に，信頼できる健診結果を得るためには，受診率 80% 以上が必要といわれていますので，岩手県における調査はきわめて信頼度の高いものです．

表 3-2 をみると，山間部の地域において残存歯数が少なく，無歯顎者率が高い傾向があることがわかります．なかでも，町の四方を山に囲まれた葛巻町は無歯顎者率が 88.6% にも達していたのです．

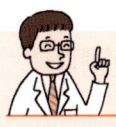

Dr.にしだの勘所！

　8020 データバンク調査は，日本の歯科界が世界に誇るべき疫学調査の 1 つです．なかでも，岩手県における最初の "悉皆調査" に関わった健診隊の御苦労は，想像を絶するものがあったと思います．行政や諸機関との調整，片道数時間以上をかけた山奥への移動，住民への説明，そして健診会場に来られなかった住民に対する追跡調査 ⋯．こうした血の滲むような努力があって初めて，86.1% という驚異的な受診率が生まれ，学術的に信頼できる事実が初めて明らかになったのです．8020 データバンク調査を決して風化させてはなりません．

2 80 歳の 2 人に 1 人が "無歯顎者" という事実

　岩手県での調査結果を踏まえ，続いて福岡県（9 市区町村），愛知県（5 市町）の順で 8020 データバンク調査が実施されました[10]．全調査対象者数は 2,755 人，うち健診受診者数は 1,962 人（健診会場 1,650 人，訪問 312 人）であり，**3 県全体の受診率は 71.2%** でした．

　現在歯数の平均は 6 本，8020 達成者率は 10%，無歯顎者率は 46% であり，度数分布表でみると，異様なまでに無歯顎者が突出した分布であることがわかります（図 3-3）．繰り返しますが，8020 データバンク調査は平成 9（1997）年に実施された調査です．昭和や大正という，遠い昔のことではないのです．今からわずか 20 年前，**80 歳の 2 人に 1 人は無歯顎者**であったという事実から，私たちは目を背けてはならないでしょう．

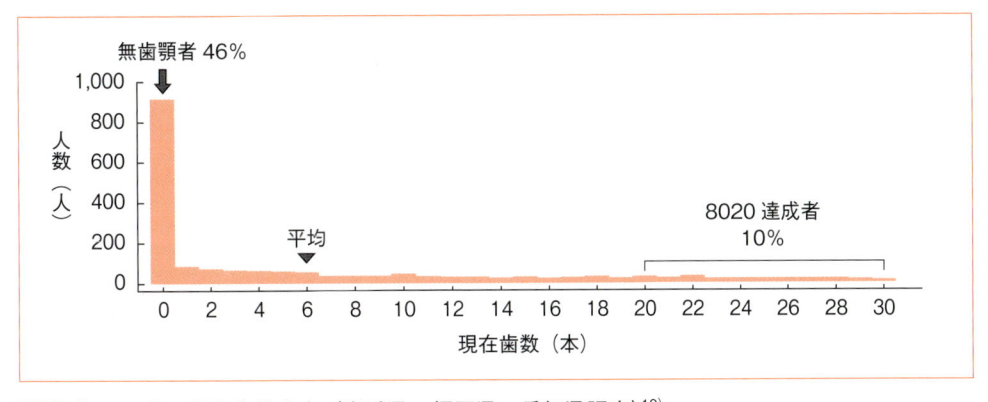

図 3-3　80 歳の現在歯数分布（岩手県，福岡県，愛知県調査）[10]

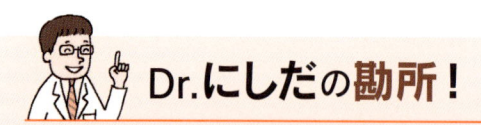

Dr.にしだの勘所！

　統計学では，集団の中心的傾向を示す指標を"代表値"とよびます．例えば，母集団が左右対称の釣り鐘型分布を示す場合，平均値は代表値になります．しかし，図 3-3 のように極端に片方に偏った分布の場合，平均値では全体像が見えないため，最頻値が代表値となります．80 歳以上の現在歯数を論じる際には，最頻値，すなわち無歯顎者数に注意を払うようにしましょう．

　次に，現在歯数を 3 県の全 23 市区町村別で比較すると，9 倍もの市区町村間格差が存在することが明らかになりました（図 3-4）．

　この市区町村格差の背景には，地域の歯科医師数が関係している可能性が考えられたため，歯科医師密度（人口 10 万人あたり歯科医師数）別の解析が行われています（図 3-5）．

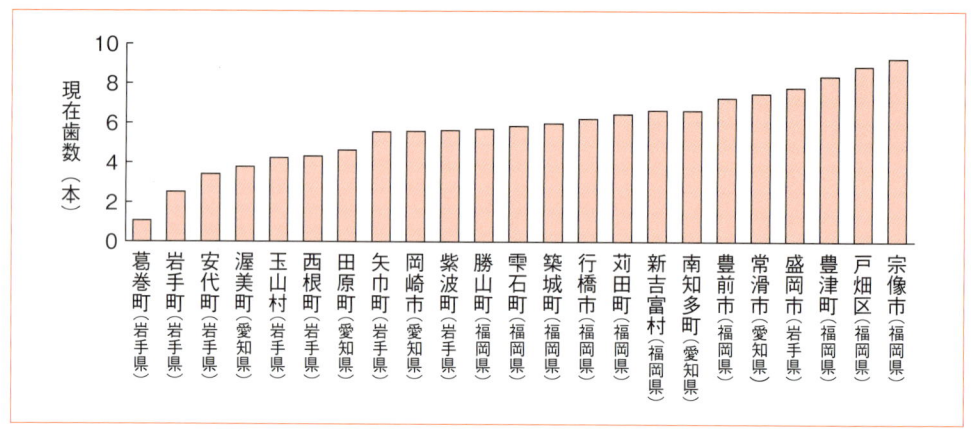

図 3-4　80 歳の市区町村別の現在歯数[10]

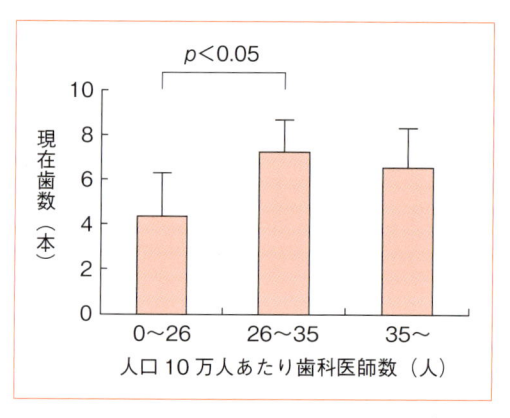

図 3-5　歯科医師密度別にみた現在歯数[10]

歯科医師密度のデータは，調査年度と同時期ではなく，対象者（1997 ～ 1998 年で 80 歳）がまだ若い頃のデータを用いることが妥当と考えられたため，当時入手できた最古のデータ（1971 ～ 1972 年度の歯科医師密度）が使われています．

歯科医師密度が最も低い群は，他の 2 群に比べ現在歯数は少ない傾向を示し，多重比較（Bonferroni）においても，歯科医師密度が最も低い群（0 ～ 26）と，中位（26 ～ 35）の群間で有意差が認められました（$p < 0.05$）．

報告書の中には，歯科医師が非常に少ない地域においては，いざというときに歯科治療を受けられないため，**本来は保存可能な歯であっても，積極的に抜歯する治療風土があった**のではないかという一文が，ひっそりと記されています．

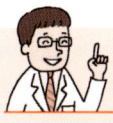 Dr.にしだの**勘所**！

　日本のメディアは，なぜか歯科診療所数をコンビニの店舗数と比べたがる傾向がありますが，果たして彼らは 8020 データバンク調査の結果を知ったうえでも，同じことが言えるでしょうか？　残存歯数には大きな地域差があり，そこには歯科医師数が影響している事実を，メディアや国民に向かって積極的に発信するべきだと私は思います．平成の時代にあっても，近所に歯科医院がなければ，本来は残せるはずの歯を抜歯せざるを得ない，悲しい悲しい現実があったのですから…．

3　咬合支持域と咀嚼能力

8020 データバンク調査は歯数だけでなく，咀嚼能力についても詳細な調査を行っています．その結果を解釈するうえで必要になる，咬合支持域の概念について先に復習しておきましょう．

1　咬合支持域に基づくアイヒナー指数

1955 年，ドイツ人のアイヒナー（Eichner）は咀嚼にかかわる咬み合わせの観点から，残存している歯列の分類法を提唱しました（アイヒナー分類）[11]．歯は上下の相対する歯が対合接触することにより，咬合力を生み出します．アイヒナーは，数ある咬合のなかでも，**第一・第二小臼歯 4 本の対合**と，**第一・第二大臼歯 4 本の対合**により生まれる咬合を重要視し，前者を小臼歯咬合支持域，後者を大臼歯咬合支持域としています（図 3-6）．

合計 4 カ所の咬合支持域の状態に基づき，「4 つの咬合支持域をすべて有するグループ A」，「一部の咬合支持域に欠損を認めるグループ B」，「すべての咬合支持域を失ったグループ C」の 3 つに大分類し，それぞれはさらに細分化され，アイヒナー指数が決定さ

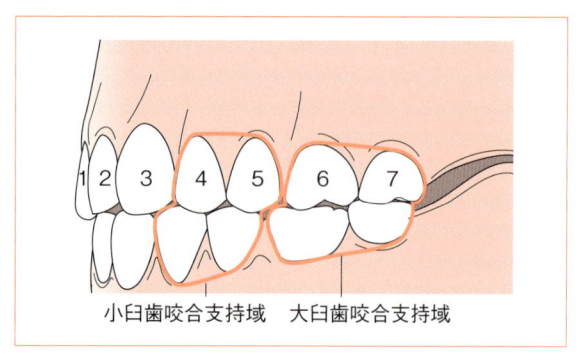

図 3-6　アイヒナー分類における 4 カ所の咬合支持域
左右の小臼歯咬合支持域および大臼歯咬合支持域から構成される.

	グループ A		グループ B		グループ C
咬合支持域	4		0〜3		0
咬合接触	あり / なし		あり / なし		なし
	A-1　欠損歯なし 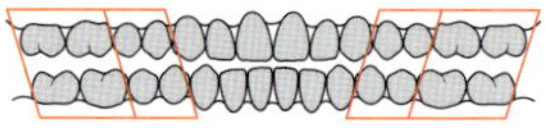	B-1　咬合支持域 3 つ 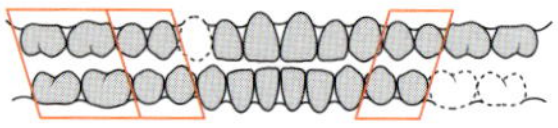		C-1　上下顎に残存歯が存在 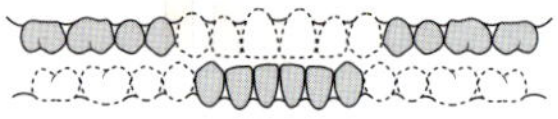	
	A-2　片顎に欠損歯あり 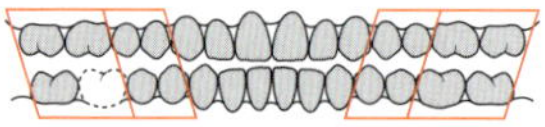	B-2　咬合支持域 2 つ 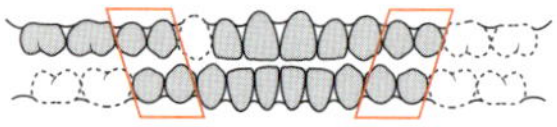		C-2　片顎が無歯顎 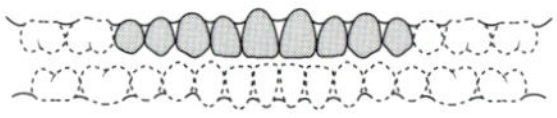	
	A-3　上下顎に欠損歯あり 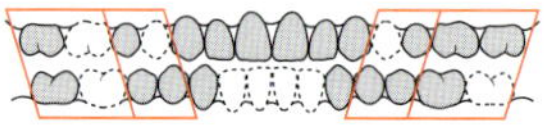	B-3　咬合支持域 1 つ 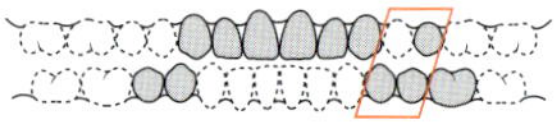		C-3　上下顎が無歯顎 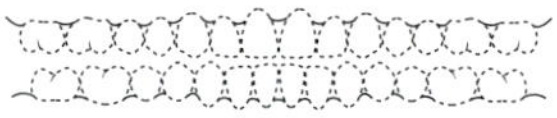	
		B-4　咬合支持域 ゼロ 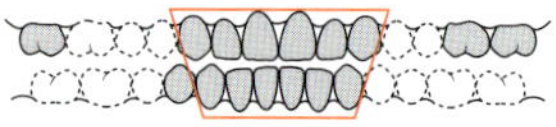 前歯の咬合接触のみ			

図 3-7　アイヒナー分類

れます（図 3-7）.

　グループ A は，欠損歯の有無により，A1，A2，A3 にわかれます．グループ B は，失った咬合支持域の数に基づき B1，B2，B3 とし，すべての咬合支持域は失っているが前歯の咬合接触は保持されている場合を B4 としています．グループ C は，すべての咬合支持域と咬合接触を失った状態であり，残存歯の状態に応じて C1，C2，C3 にわかれます.

2 20歯でも7割が2つ以上の咬合支持域を喪失

　Yoshino らは，60歳の日本人 1,549 名の現在歯数とアイヒナー分類の関係を解析していますが，その結果は大変興味深いものになっています[12]（図3-8）.

　現在歯数20本のデータに着目すると，4つの咬合支持域を有するグループ A，1～4カ所の咬合支持域を失ったグループ B すべて（B1～B4）が出現していることがわかります．20本の歯を持っていたとしても，4つの咬合支持域を保持している人はわずか1割であり，7割の人はすでに2つ以上の咬合支持域を失っているのです.

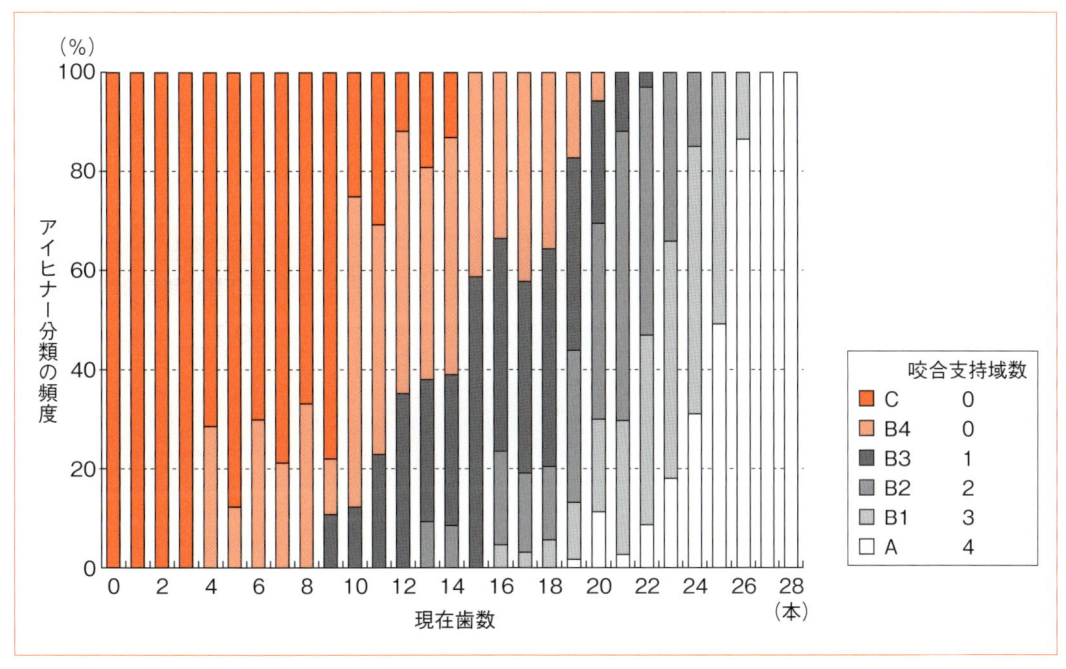

図 3-8　60歳日本人の現在歯数別にみたアイヒナー分類の出現頻度[12]
20本の歯が残っていたとしても，咬合支持域の数は4つからゼロまでと幅広い点に注意.

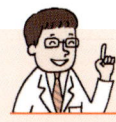 Dr.にしだの**勘所！**

　アイヒナー分類の出現頻度は，現在歯数という指標のみで口腔状況を判断することの危険性を教えています．しかし，国民も医科も『歯の本数』には興味はあっても，『咬み合わせ』のことなど眼中にありません．これからは，4つの咬み合わせの重要性を広く啓発していくべきではないでしょうか.

3　山本式咬度表による咀嚼能力の評価

　それでは以上の知識をもとに，調査の結果を紐解いていきましょう．8020 データバンク調査では，「15 品目の食品をすべてかめるかどうか」で，咀嚼能力を評価しています（図 3-9）[13]．食品のリストは，総義歯評価のために作成された "山本式咬度表（山本式総義歯咀嚼能率判定表）"【『糖尿病療養指導士に知ってほしい歯科のこと』（以下『歯科のこと』）p.112 参照】[14] から，選ばれました．

　15 食品が，硬いものから軟らかいものの順に並んでおり，1 番ピーナッツ，2 番古たくあん，3 番堅焼きせんべいにはじまり，最後は 13 番ごはん，14 番まぐろの刺身，15 番うなぎ蒲焼きで終わります．

　図 3-10 は，15 食品別にみた咀嚼能力です．ごはんはほぼ全員（99%）がかめますが，いかの刺身ですでに 2 割がかめなくなり，貝柱のひものやするめいかがかめる人は，それぞれ 44%，42% に留まっていることがわかります．**全食品が咀嚼できた者の割合はわずか 24%（男性 29%，女性 20%）** でした [15]．

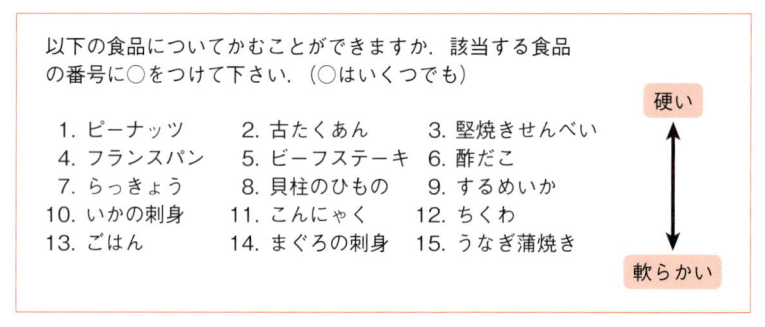

図 3-9　咀嚼能力の評価アンケート [13]

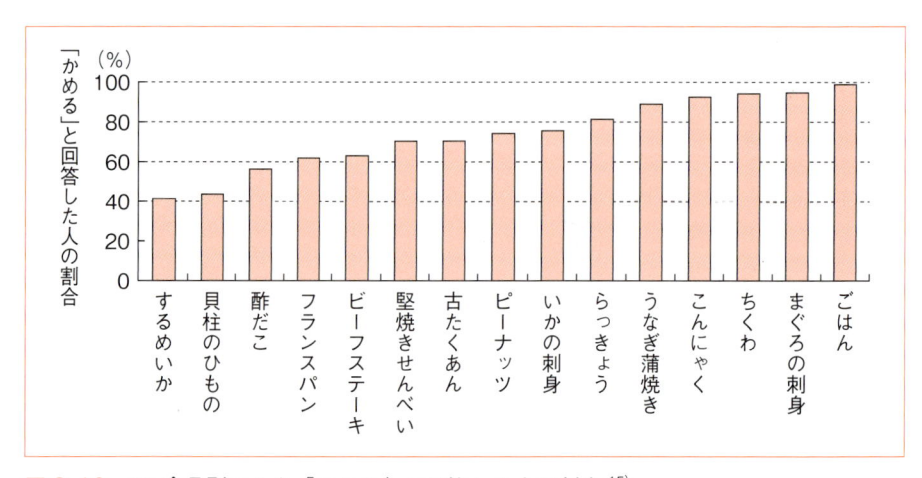

図 3-10　15 食品別にみた「かめる」と回答した人の割合 [15]

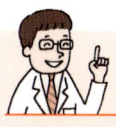

Dr.にしだの勘所！

医科歯科連携を推進するうえでは何が必要なのか？　この議論でよく話題になるのは『共通言語の構築』です．医科も歯科も，専門外のことに関しては一般市民と大して変わりません．ですから，極力わかりやすい言葉とイメージで，お互いの専門知識を共有する必要があるのです．その意味において，この山本式咬度表は医科だけでなく，国民にも理解が容易な，理想的共通言語といえるでしょう．

4 4つの咬合支持域が高い咀嚼能力を生む

「全食品が咀嚼できたかどうか」を目的変数とし，現在歯数もしくはアイヒナー指数を説明変数としてロジスティック回帰分析を行ったところ，興味深い結果が明らかになっています（図 3-11）[15]．

まず，現在歯数でみますと，咀嚼できる割合が有意に増加するのは 20 本以上の集団であり，そのオッズ比は 4.3 倍でした．これに対して，アイヒナー指数はグループ C から A に進むにつれオッズ比は有意に上昇し，欠損歯のない A1 では無歯顎に対して 12.7 倍も高かったのです．この事実は，**現在歯数よりも咬合支持域の状態のほうが，より鋭敏な咀嚼能力の指標である可能性**を示唆しています．

最後に，咀嚼能力と全身状態の解析結果について，一部をご紹介します．8020 データバンク調査では，さまざまな体力測定が行われていますが，**開眼片足立ち**[注4] と咀嚼能力の間に有意な関連が認められています（図 3-12）．

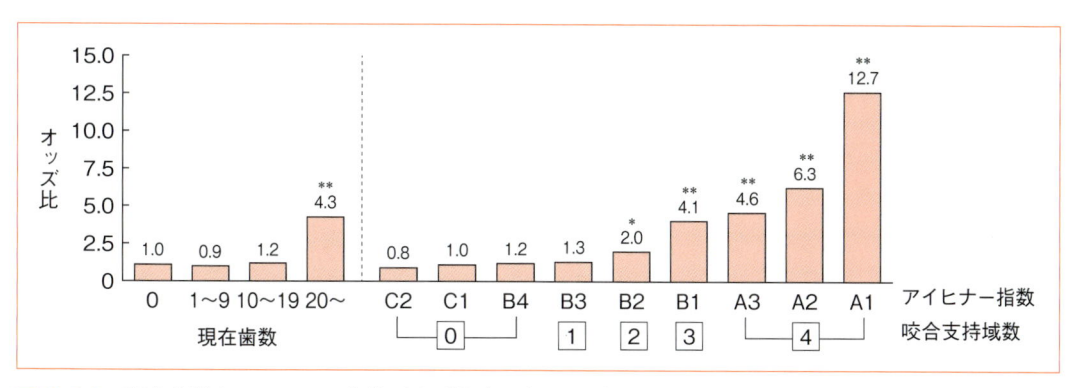

図 3-11　現在歯数とアイヒナー指数が咀嚼能力に与える影響　　（文献 15 より改変）
目的変数を「全 15 食品を咀嚼できる＝ 1，咀嚼できない食品がある＝ 0」としたロジスティック回帰分析（対象 80 歳 2,415 人），基準値は残存歯数ゼロの無歯顎者，他の説明変数は性，健診場所，定期的運動，口腔内不快感，唾液分泌，補綴必要度．＊ $p<0.01$，＊＊ $p<0.001$

注4：一般的な体力測定では，閉眼時の片足立ちが用いられますが，8020 データバンク調査では転倒の危険性を考慮し，開眼状態で実施されました．

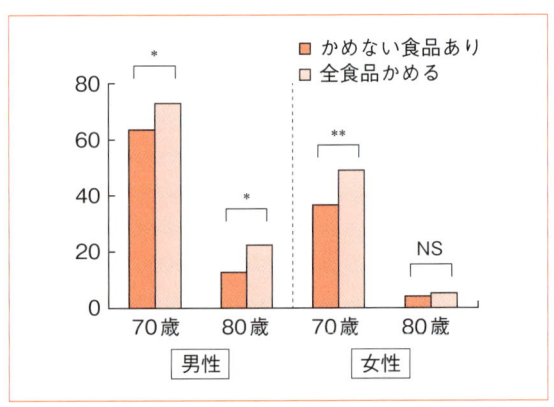

図 3-12　咀嚼能力別にみた開眼片足立ちの成功率 [15]
開眼状態で 40 秒以上片足立ちを持続できた時に成功と判定．70 歳の対象者は新潟県で実施された比較調査のデータ（600 人）．$*\ p<0.05$, $**\ p<0.001$

　80 歳女性以外の集団すべてにおいて，全食品を咀嚼できる群の成功率が，咀嚼できない群に比べて有意に勝っていました．咀嚼能力は，体幹のバランス維持に関与していることから，残存歯や咬合支持域をできるだけ多く保つことが，高齢者の転倒防止につながるものと考えられます．

5　無歯顎の顎骨イメージを国民に伝える

　図 3-13 は，私が市民公開講座で必ず提示するスライドです．このスライドを示しながら，私は市民に次のように語りかけます．

> 　みなさん，ここに並んでいるのは 2 つのしゃれこうべです．左側はよく見る骸骨ですね．歯が 28 本並んで，顎もシッカリしています．ところが，右側はいかがでしょうか？　いつも見ている骸骨とはまったく違いますよね．何が違うのでしょうか？　ひとつは歯が 1 本もないこと，もうひとつはペランペランに薄くなった顎の骨です．ボクシングでは "ガラスの顎" という言葉を使いますが，まさにその表現がぴったりな，か細く弱々しい顎をしています．なぜ，こんなことになったのでしょうか？　それは，"顎のご主人様" である歯をすべて失ってしまったからなのです．私たちの顎は，歯を支えるための土台です．そのために，しっかりとした厚みをもっているのです．でも…歯をすべて失ってしまうと，顎はもはや厚い必要はありません．寝たきりになると，すぐに筋肉が落ちてしまうように，顎の骨も歯がなくなると，次第に痩せ衰えてしまうのです．
>
> 　このように，歯を失うことは顎を失うことを意味しています．かけがえのない顎を失わないためにも，日頃から歯を慈しみ，大切に手入れしておかなければなりませんね．

　無歯顎は，"歯がない顎" ではありません．「歯がなくなると顎がなくなる」こと，そして「咬み合わせを失うことは転倒に直結して，寝たきりまっしぐらになる」ことを，是非とも患者さんとその家族に伝えてください．

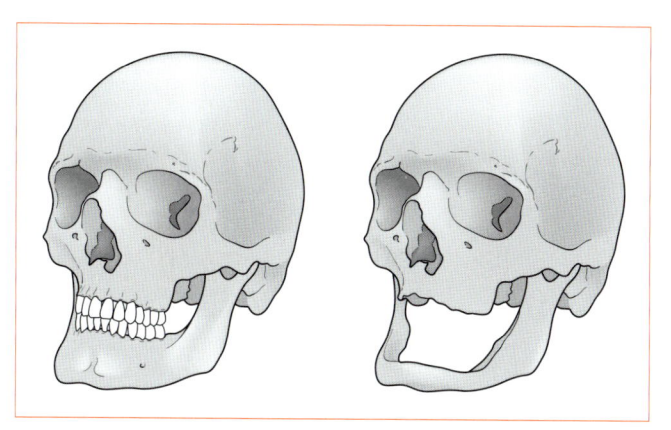

図 3-13　28 歯（左）と無歯顎（右）の頭蓋骨
支えるべき歯を失った顎骨はこのように痩せ細り，体幹のバランスに
も影響する．

　難しい言葉を使わず，子どもでもわかる言葉とイメージで目に浮かぶように伝えること
が，大切です．

4　なぜ日本人は歯を失い続けるのか？

1　世代別にみた日本人の歯の状況

　8020 データバンク調査は 80 歳に限定した調査でしたが，歯科疾患実態調査から，**世代別の歯の状況を検討してみましょう**[注5]．

　平成 28（2016）年の"現在歯数の頻度分布，性・年齢階級別（5 歳以上・永久歯）"[16] から，年代別の歯数度数分布表を作成したものが 図 3-14 です．

　30 代では，現在歯数および中央値はともに 28 本であり，全員が 20 歯以上を有し，無歯顎者は存在しません．40 代になると現在歯数と中央値はまだ 28 本ですが，20 歯未満の割合が 1% となります．50 代では現在歯数が 26 本に減少し，20 歯未満の割合は 7% に上昇．60 代では現在歯数がさらに 23 本まで減少し，無歯顎者が 2% と目立ちはじめます．70 代になると，現在歯数は 19 本となり中央値は 22 本，20 歯以上を保持する割合は一気に 60% まで下がり，無歯顎者は 7% に跳ね上がります．80 歳以上になると，現在歯数 14 本，中央値 14 本，20 歯以上を保持する者はもはや 4 割弱となり，無歯顎者は全体の 2 割を占めるに至ります．

　20 年前に実施された 8020 データバンク調査と同じく，**平成 28（2016）年においても，80 歳以上で最多を占めるのは無歯顎者**なのです．歯科疾患実態調査の問題を考慮す

注5：すでに述べてきたとおり，8020 データバンク調査は 8 割近い受診率を誇るため，その結果は十分信頼に足るものですが，歯科疾患実態調査は調査実施者数が少ないため，その解釈にあたっては注意が必要であることを念頭においておきましょう．

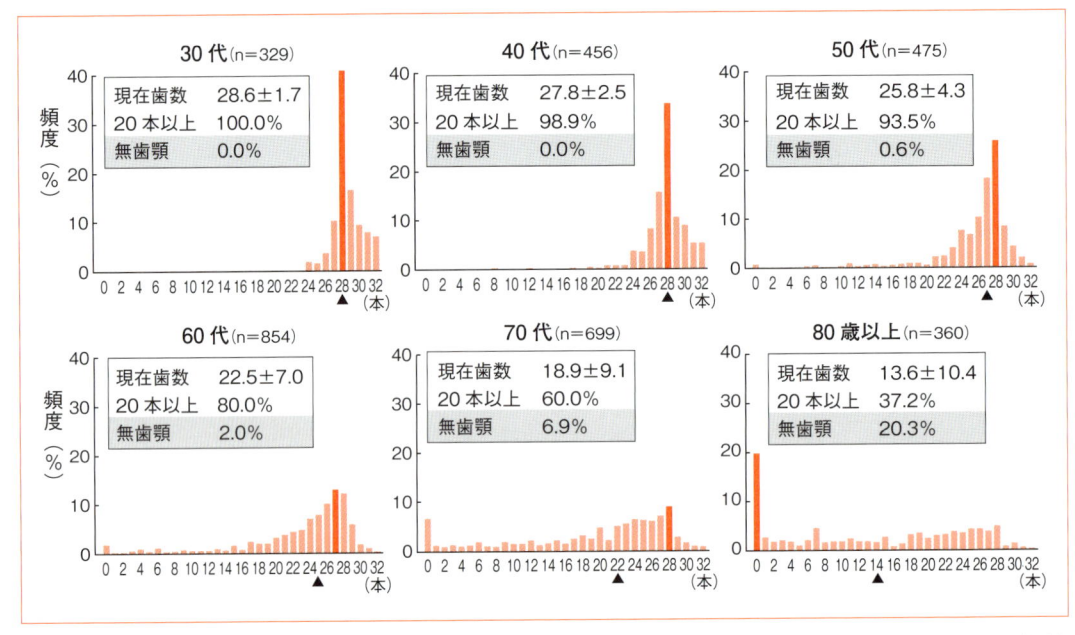

図 3-14　年代別にみた現在歯数の度数分布表　　　　（文献 16 より作成）
上段：現在歯数の平均値 ± 標準偏差，中段：20 本以上を有する者の割合，下段：無歯顎者の割合，▲は中央値を
さす．濃色バーは最頻値を示す.

れば [17]，実際の無歯顎者率は 3 割を超えるのではないかと思われます.

　年代別推移のなかで，注目すべきは最頻値です（図 3-14，濃色バー）．30 〜 50 代まで
での最頻値は 28 本ですが，80 代以降の最頻値は 0 本へと一気に変化しています．この度
数分布表を見れば，**日本人の歯が 50 代以降に雪崩のように抜けていく様子は明らかで
す**.

　また，**現在歯数や 8020 達成者率という指標では，無歯顎者や少数歯者の存在は全く
見えてこない点に注意しましょう**.

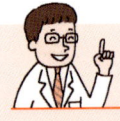 ## Dr.にしだの**勘所**！

　「8020 達成率が初めて 5 割を超えました！」と聞いて，危機感が募る国民は果
たしているでしょうか？「それなら，今のまま歯医者さんには行かずに，自宅で歯
磨きを続けていたらいいや・・・」と誤解している国民が，ほとんどでしょう．図
3-14 が，今を生きる日本人の口腔の真の姿であり，80 歳以上の高齢者を襲って
いる『少数歯の悲劇』こそ，私たちが伝えるべき事実ではないでしょうか.

2　加齢とともに増加する歯周病

　次に，年代別の歯周病罹患状況をみてみます．平成 28 年歯科疾患実態調査では，年齢

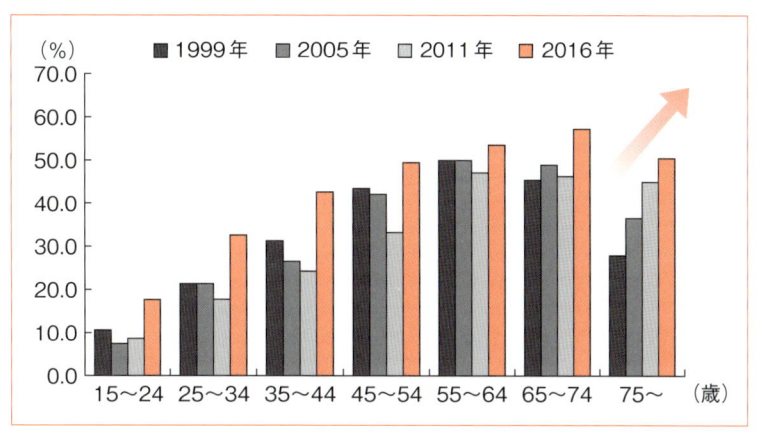

図 3-15　4 mm 以上の歯周ポケットを有する者および検査対象歯喪失者の
割合の年次推移　　　　　　　　　　　　　　　　　（文献 18 より作成）

階級別に歯周ポケット 4 mm 以上の者と，検査対象歯を喪失している者を合算した割合
が報告されています（図 3-15）[18]．ただし，このデータには歯肉炎が含まれていないた
め，実際の歯周病罹患率はこの結果を大きく上回ると考えられます．

　日本人の歯周病罹患率は加齢とともに増えていますが，年次推移でみると 1999 ～
2016 年の間に，全世代で歯周病罹患率が増加している傾向があります．特に 75 歳以上
でその傾向が顕著であり，**8020 運動で残っている歯は増えたものの，その中身は歯周病
に罹患した歯が多数を占めている可能性が高い**と言えるでしょう．

3　経済的困窮が歯科受診を阻む

　なぜ日本人は 50 代を過ぎると歯周病罹患率が 5 割を超え，70 代に入ると一気に無歯顎
者が増えるのでしょうか？　その理由の一端は，厚生労働省が実施している患者調査の結
果[19] から垣間見ることができます（図 3-16）．

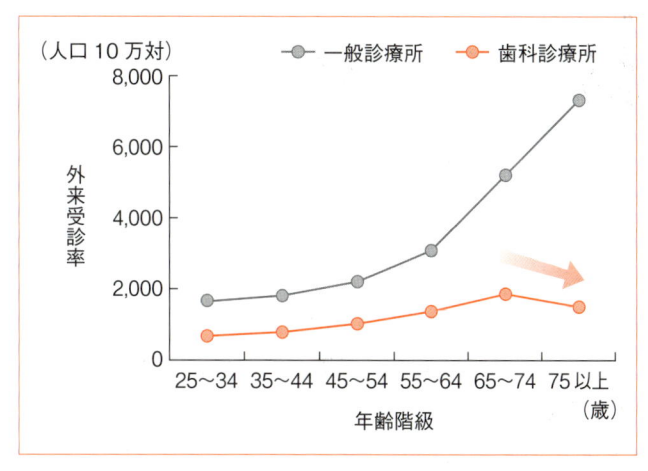

図 3-16　一般診療所と歯科診療所の年齢階級別外来受診率

（文献 18 より作成）

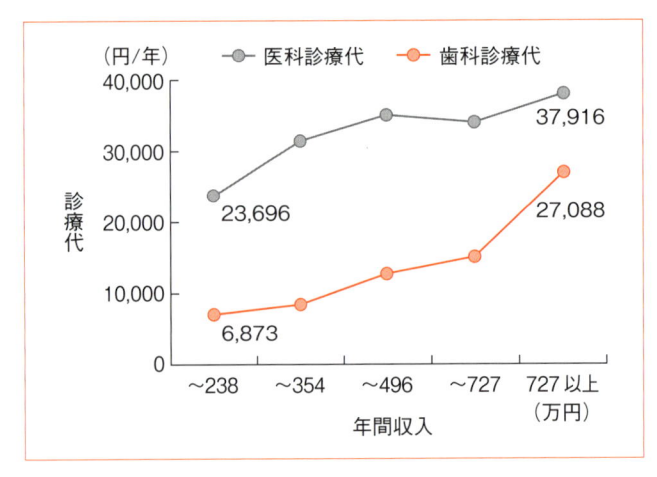

図 3-17　年間収入別にみた診療費の支出状況（文献 19 より作成）

　一般診療所においては，年代が進むにつれ受療率が大きく伸びていますが，歯科診療所ではそこまで大きな増加傾向はありません．しかも，**歯科診療所の外来受療率は 65 〜74 歳をピークにして下がっている**のです．

　高齢者の歯科受診回避の原因について推測するためには，総務省が実施している家計調査[20] が参考になります（**図 3-17**）．

　年間収入の減少に伴い，総世帯の診療費支出は医科歯科ともに明らかに低下しています．年収 727 万円以上と年収 238 万円未満の世帯群で比較しますと，医科診療費は 62%（37,916 円 → 23,696 円）に留まっているのに対して，歯科診療費は 25%（27,088 円→ 6,873 円），実に 1/4 にまで低下していることがわかります．

　以上のデータから，**収入が減ってくると節約のために歯科受診を控える**，日本人高齢者の姿が浮かび上がってきます．私たちは，このような社会背景と口腔状況を理解したうえで，外来では歯科定期受診を積極的に勧める必要があるでしょう．

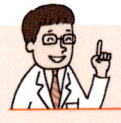 ## Dr.にしだの**勘所**！

　私は市民公開講座でこの 2 つの図（**図 3-16，17**）を示しながら，聴衆に次のように語りかけています．「みなさん，日本人はお財布が寂しくなってくると，まず歯科通いから節約する民族なのです．本来は，高齢者こそ歯医者さんへ積極的に通うべきなのに ⋯．結果として，80 歳以上の最多数は歯無しになってしまいます．美容室で実施された調査がありますが，奥様方は頭のために年間 4 万円を使われるそうです．頭に年 4 万円使う意識があるのであれば，お口にもその愛情を注ぐべきではないでしょうか？　髪の毛と違って，歯は一生ものです．ご両親と神様から頂いたかけがえのない歯を，最後まで大切に使い続けることが，私たちの務めなのです．この機会に正しいお金の使い方を考えてみませんか？」と．

5 日本の歯科医師が明らかにした口腔と全身のかかわり

　ここまで紹介してきた8020データバンク調査や歯科疾患実態調査は，いずれもある一時点における "横断研究" であるため，原因と結果の因果関係を論じることには限界があります．口腔の状態が全身に及ぼす影響を検討するためには，"前向きコホート研究" が必要になります．ただし，大規模な前向きコホート研究は健診と追跡調査に，膨大な費用と労力を必要とするため，口腔と全身の関連解析を主目的とする前向きコホート研究は，これまで国内外で報告がありませんでした．

　本書では，日本の歯科医師が自らを被験者として実施した，大規模前向きコホート研究の結果をご紹介します．

1 レモネード・スタディの誕生

　「口腔状態が良好であれば寿命が長く，重大な疾病への罹患も少ない」この仮説を検証するために，日本の歯科医師自らが参加する前向き研究，**レモネード・スタディ**（LEMONADE study: Longituidinal Evaluation of Multi-phasic, Odontological and Nutritional Association in Dentists; 歯科医師を対象とした歯と全身の健康，栄養との関連に関する研究）が誕生しました[21, 22]．

　死亡や全身疾患の発生頻度は低いため，前向きコホート研究で口腔と全身の因果関係を明らかにするためには，1万人規模の集団を10年近くにわたり追跡調査する必要があります．しかし，地域住民を対象とした場合，口腔診査のために莫大な費用が必要となり，追跡調査も容易ではありません．この点，歯科医師であれば自記式問診票のみで正確な口腔衛生状況を調査できますし，歯科医師会事務局を通して歯科医師共済制度などを利用すれば，研究参加者の死亡や疾病罹患状況を把握することも可能です．

　このような背景から本研究は，全国の都道府県歯科医師会と名古屋大学大学院医学系研究科予防医学講座が中心となり，公益財団法人8020推進財団と厚生労働科学研究班の協力を得て，実施されました．研究は，①アンケート調査による口腔状態や生活習慣などの調査，②死亡・疾患罹患状況の追跡調査，この2段階で行われました．

　最初に，**歯科医師健康白書アンケート**（A4版10ページ）（**図3-18**）[23]を全国の都道府県歯科医師会に配布し，回収されたアンケート結果からベースライン調査を完了しています．

　ベースライン調査は2001年2月に愛知県歯科医師会でスタート．その後2006年7月まで，6年をかけて全国で実施され，**最終的な調査参加者は21,272名**（有効回答率36.2%）でした[25]．その数は，**当時の日本歯科医師会会員の1/3**に達しています．なお，21,272名の参加者のうち，がんや脳卒中の既往がある者（1,311名），不十分な追跡情報（12名），1年未満の追跡期間（72名），喪失歯数の記載漏れがあった者（102名），計1,497名は除外され，最終的に19,775名が解析対象となりました[22] (注6)．

注6：以後提示する調査結果は，解析方法，解析時期などにより，分析対象者数が異なる場合があります．

図 3-18　「歯科医師健康白書」アンケートの内容

- ● 年齢
- ● 歯科医師従事歴
- ● 既往歴
- ● 家族歴
- ● 口腔衛生状態（喪失歯数，歯周の状態，口腔関連 QOL など）
- ● アイヒナー分類に準じた咬合支持域数（31 県歯科医師会の 11,421 名）[24]
- ● 喫煙・飲酒習慣
- ● 食習慣（食物摂取頻度調査）
- ● 運動習慣
- ● 睡眠週間
- ● 心理要因など

　追跡調査は，調査参加歯科医師の書面による同意を得たうえで，歯科医師共済制度などを通じて都道府県歯科医師会に提出される死亡診断書の写しと診断書などを利用して行われました（調査票は整理番号で秘匿化）．2014 年 6 月まで，**平均 9.6 年の追跡期間中に 1,086 名の死亡（5.5%）が確認されています** [26]．

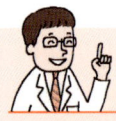

Dr.にしだの**勘所**！

　レモネード・スタディは，8020 データバンク調査と合わせ，日本が世界に誇れる歯科疫学調査です．日本歯科医師会会員の 1/3 にも及ぶ歯科医師が，自主的に臨床研究に参加したうえで，10 年間もの長きにわたり，各都道府県の歯科医師会がフォローアップデータを提供し続けたことに対して，最大級の賛辞が送られるべきでしょう．しかし，誠に残念なことにレモネード・スタディもまた，8020 データバンク調査と同じく，忘れ去られつつあるように私の目には見えます．歯科医師のみなさまはどうか胸を張って，このかけがえのない成果を，国内外に向かって発信していただきたいと思います．

2 ベースライン調査から明らかになった歯科医師の実態

　当初の参加登録者，21,720 名（性・年齢不詳例を除外，女性は 8.0%）の平均年齢と標準偏差は 52.3±12.3 歳，その年齢階級別分布は 45 歳前後がピークになっています（**図 3-19**）[23]．

　レモネード・スタディでは，口腔の状態だけでなく，食習慣や生活習慣まで詳細なアンケート調査が実施されています．この中に，"歯科医師の口腔清掃習慣" を尋ねた項目があるのですが，その結果は意外なものになっています（**図 3-20**）[27]．

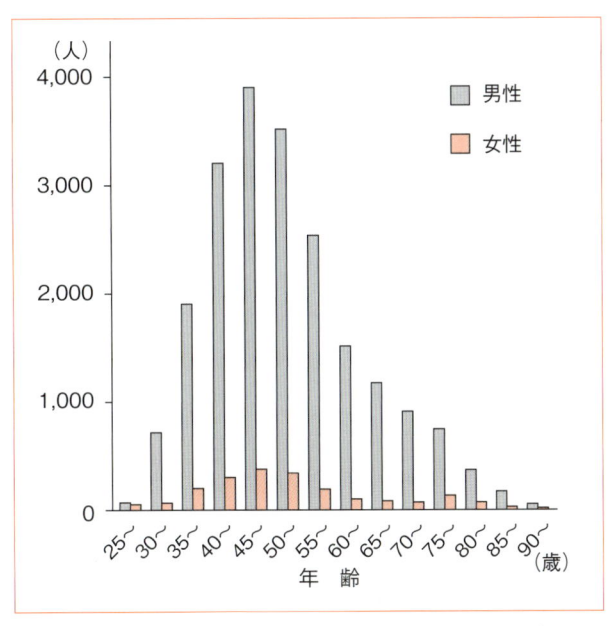

図 3-19　調査対象歯科医師の性・年齢階級別分布 [23]

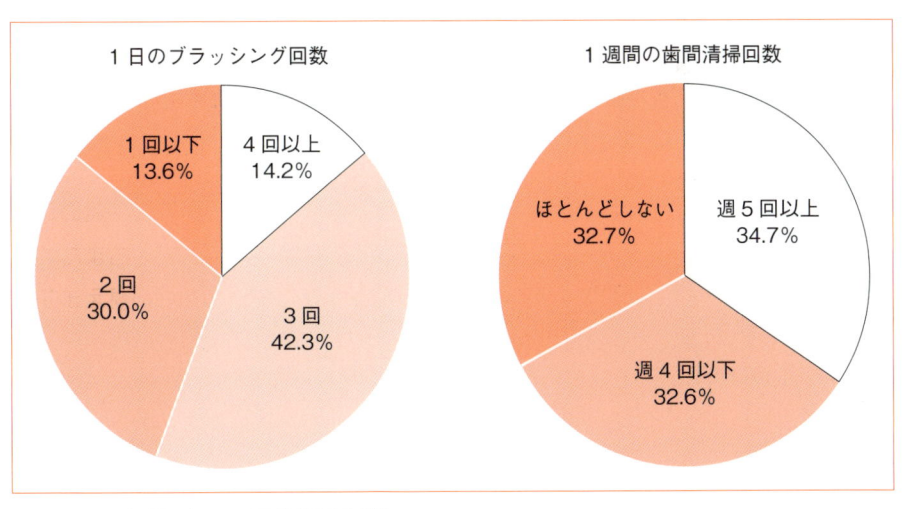

図 3-20　歯科医師の口腔清掃習慣 [27]

　歯科医師であるにもかかわらず，ブラッシング回数「1日1回以下」が13.6%，歯間清掃に至っては「ほとんどしない」が32.7% も占めています．この習慣は10年後に，驚くべき影響を生み出します．

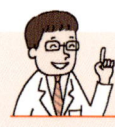

Dr.にしだの勘所！

　私の市民公開講座で最も盛り上がる話題の 1 つが自虐ネタです．「かつては 1 日 1 回 3 秒しか歯を磨かなかったメタボの権化が，正しい歯磨きに目覚めたとき，一体どんな変化が体に生まれたと思いますか？」と聴衆に語りかけるのです．人は皆，他人の失敗談に興味津々です．そして，努力によって失敗を乗り越えた物語は，人の心を動かします．レモネード・スタディは歯科医師 2 万人が体を張って成し遂げた，歯科医師自身による物語です．「蓋を開けたら，歯科医師の口腔ケアは思いの外，貧相だった・・・」というのは，少々恥ずかしいお話ではありますが，だからこそ国民の共感を呼び，説得力をもつのです．『歯科医師 2 万人の自虐ネタ』を是非とも活用し，国民の心を動かしましょう！

　口腔清掃習慣と関連すると思われる，ベースライン調査完了時点でのデータを 2 つご紹介しましょう．1 つは，平均喪失歯数です（図 3-21）．

　性別，年齢階級別に喪失した歯数の平均を度数分布でみたものですが，年齢を重ねるとともに歯科医師と一般住民との差は縮まり，**80 歳以上に至っては男女ともに 19 本もの歯を喪失している**ことが明らかになっています．繰り返しますが，レモネード・スタディは "歯科医師" を対象にした研究調査です．8020 運動を謳いはじめた当時の歯科医師自身が実は「80 マイナス 19」であったとは皮肉なものです．筆頭研究者の若井建志教授は，

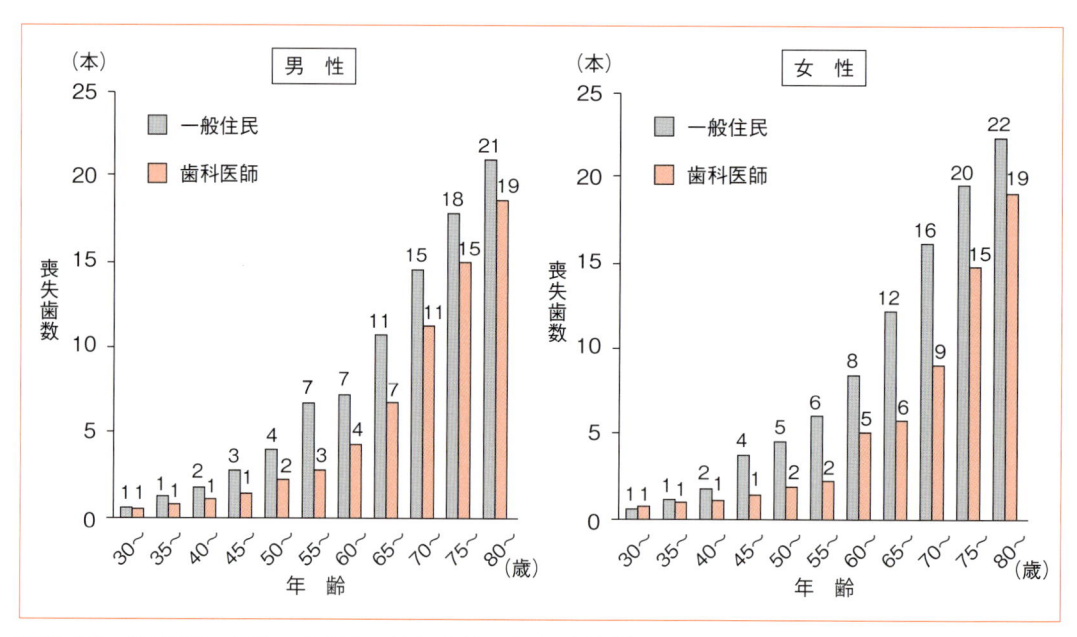

図 3-21　歯科医師の平均喪失歯数　（左）男性，（右）女性 [23]
⬜：一般住民（平成 11 年歯科疾患実態調査），🟧：レモネード・スタディに参加した歯科医師

次のように述べています[25].

> 研究参加者は一般人口より概して良好な結果でした．ただし喪失歯数などの口腔の状態には一定の個人差があることから，口腔の健康と全身の健康との関係を検討することは十分に可能と考えられました．

　レモネード・スタディでは，調査アンケートの中に"食物摂取頻度調査"が含まれており，ベースラインにおける栄養素摂取量が解析されています（表 3-3）[23].

　レチノール以外の栄養素は，すべて喪失歯数に応じた増減の傾向を示しています．内訳は，炭水化物のみ喪失歯数の増加に伴い摂取量が有意に上昇，炭水化物以外は有意に低下していました．

　歯科医師は，喪失歯に対して一般人よりも適切な補綴治療を受けていると予想されるにもかかわらず，このような関連が認められたことは，**歯を失うことがいかに栄養摂取に悪影響を与えるか**を物語っています．

表 3-3　喪失歯数群別にみた推定栄養摂取量[23]

栄養素	喪失歯数				trend p
	0〜4 (n=15,948)	5〜14 (n=2,216)	15〜24 (n=672)	25〜28 (n=716)	
蛋白質（g）　↓	73.6	72.4	72.4	71.7	< 0.001
脂質（g）　↓	55.5	54.6	54.0	53.7	< 0.001
炭水化物（g）　⇧	256.0	257.1	259.5	266.0	< 0.001
カルシウム（mg）↓	603	586	582	565	< 0.001
鉄（mg）　↓	10.6	10.3	10.1	10.2	< 0.001
カリウム（mg）↓	2,955	2,939	2,924	2,837	0.008
ビタミンA（IU）↓	2,886	2,806	2,711	2,634	< 0.001
レチノール（μg）	430	431	419	412	0.26
カロテン（μg）　↓	2,551	2,406	2,305	2,212	< 0.001
ビタミンC（mg）↓	143	137	133	128	< 0.001
ビタミンE（mg）↓	8.78	8.57	8.41	8.31	< 0.001
食物繊維（g）　↓	14.4	14.0	13.6	13.7	< 0.001

n=19,552，1 日あたりの平均値を記載（共分散分析により，性・年齢・喫煙習慣・エネルギー摂取量を調整）

3　歯の喪失は転倒骨折を招く

　続いて，世界で初めて明らかになった，歯科医師の追跡調査結果をみてみましょう．最初は，寝たきりにつながりやすい大腿骨骨折（大腿骨頸部・転子部骨折）と喪失歯数の関係です（図 3-22）[28].

　50 歳以上の男性歯科医師 9,992 名（年齢 61.1±9.6 歳）を平均 6 年間追跡したところ，20 名の大腿骨骨折が発生．歯を 10 〜 19 本失うと，大腿骨骨折の危険度は 2.3 倍に高

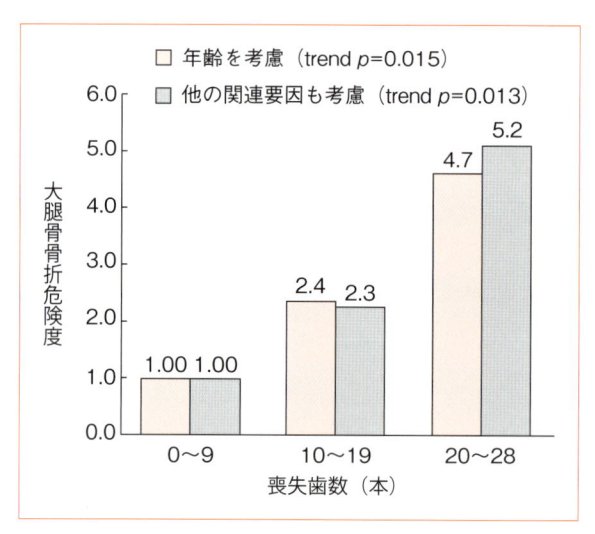

図 3-22　喪失歯数と大腿骨骨折罹患危険度の関係 [28]
他の関連要因：アルコール摂取習慣，喫煙習慣，糖尿病の既往，精神的健康度，睡眠薬の使用頻度，摂取エネルギー総量，摂取カルシウム量，身長，体重，激しい運動の有無.

まり，20 本以上失うと 5.2 倍に達することが明らかになりました.

　8020 データバンク調査において，かめないものがあるかないかで，開眼片足立ち能力に差が出ていましたが（**図 3-12** 参照），歯を失うことは体幹のバランス維持能力の低下につながり，結果として転倒骨折が増加すると考えられます.

4　歯の喪失は命をも奪う

　続いて，喪失歯数と死亡危険度の関係です（**図 3-23**）[29]（注 7）.

　喪失歯数と総死亡危険度の関係を，5 本毎の階級別で比較したところ，喪失歯数の増加とともに有意に死亡リスクが上昇していました. **10 本以上歯を失うと，わずか 8 年の間に死亡リスクは 3 割から 5 割も高まる**のです.

注 7：本解析は，対象者 21,053 名，平均追跡期間 7.9 年，追跡期間中死亡者 1,085 名.

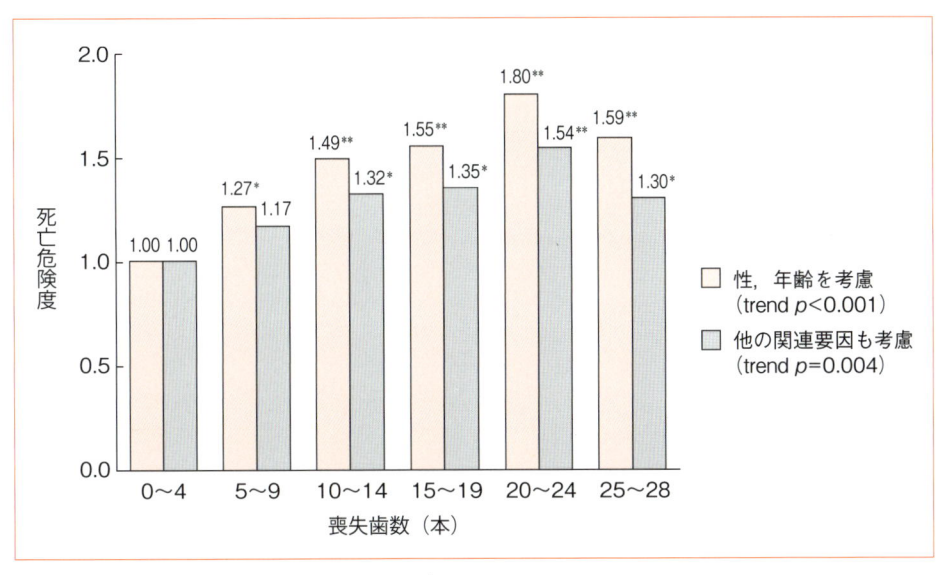

図 3-23 　喪失歯数と死亡危険度の関係[29]

他の関連要因：アルコール摂取習慣，喫煙習慣，肥満度，糖尿病の既往，高脂血症の既往，高血圧症の既往，精神的健康度，睡眠時間，激しい運動の有無.
$*p<0.05$, $**p<0.01$

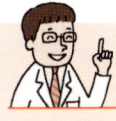 ## Dr.にしだの勘所！

　私が市民公開講座で必ず使うネタの 1 つが『PPK と NNK』です．PPK は「ピンピンコロリ」．NNK は，PPK の対極である「ネンネンコロリ」です．「みなさんは，将来どちらになりたいですか？　それは PPK ですよね．私もそうです！」のように切り出すのです．レモネード・スタディが明らかにしたように，歯の喪失は転倒骨折につながります．立派な義歯が入っているはずの歯科医師ですら，20 本以上の歯を失うと，大腿骨の骨折リスクが 5 倍以上も増すのです．大切な大腿骨が折れてしまえば，寝たきり一直線．野生動物にとって，歩けなくなることは死を意味しますが，それは人間においても同じこと．『大切な歯を失うと，寝たきり早死に，一直線』であることを国民に発信していきましょう．

5　咬み合わせも命にかかわる

　アイヒナー分類に基づく咬合支持域数（図 3-6，7 参照）と死亡危険度の関係についても解析されています（図 3-24）[30].

　4 つすべての咬み合わせが残っている集団に比べると，咬み合わせ数が減るにつれて死亡リスクが上昇する傾向が認められています．**咬み合わせは，栄養摂取や転倒だけではなく，命にもかかわるのです**．

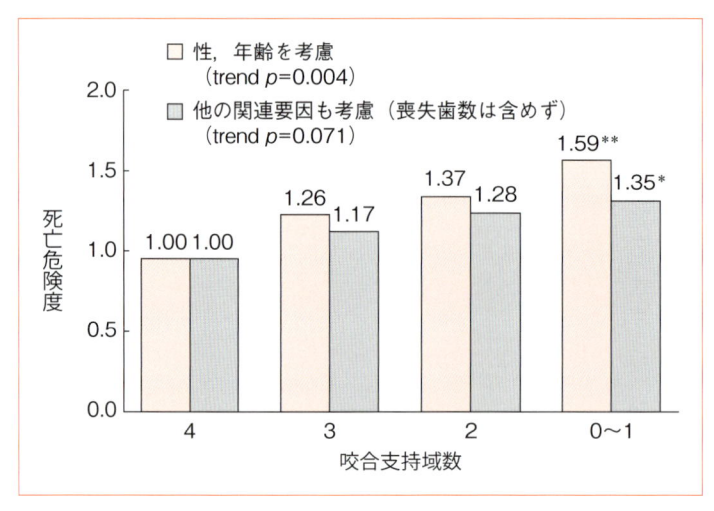

図 3-24　咬合支持域数と死亡危険度の関係 [30]

他の関連要因：アルコール摂取習慣，喫煙習慣，肥満度，糖尿病の既往，高脂血症の既往，高血圧症の既往，精神的健康度，睡眠時間，激しい運動の有無.
$*p<0.1$，$**p<0.01$

6　肺炎死亡も歯の喪失から

レモネード・スタディでは，肺炎による死亡に注目した解析もなされています（図 3-25）[31]（注8）.

この結果，10 本以上歯を失うと，10 年の間に肺炎死亡リスクが 2 倍以上に高まるこ

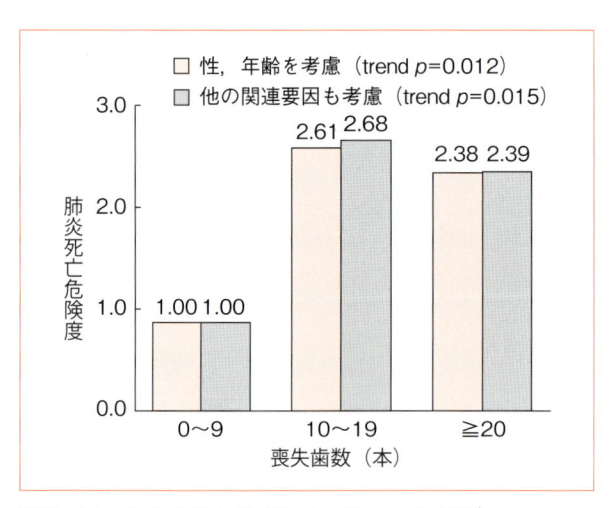

図 3-25　喪失歯数と肺炎死亡危険度の関係 [31]

他の関連要因：喫煙習慣，肥満度，糖尿病の既往，激しい運動の有無.

注8：本解析は，対象者 19,775 名，平均追跡期間 9.5 年，追跡期間中肺炎死亡者 68 名.

とが明らかになりました．特に喪失歯10 〜 19本では2.7倍にも達しており，恐ろしいまでのリスク上昇を引き起こしています．

7 歯磨きを怠ると口腔・咽頭・食道がんを招く

次は，喪失歯数や歯磨き回数と口腔・咽頭・食道がんの発生リスクとの関連を調べた解析結果です（図 3-26，27）[32]．

まず，喪失歯数と口腔・咽頭・食道がんの関係ですが，両者の間に有意な関連は認められませんでした．

一方，1日の歯磨き回数と口腔・咽頭・食道がんの発生リスクの間には，明らかな関連が認められています．1日2回歯磨きを行う集団のリスクを基準値1.0に設定すると，**歯磨き1日1回以下の集団では2.5倍のがんリスク上昇**がみられたのです．

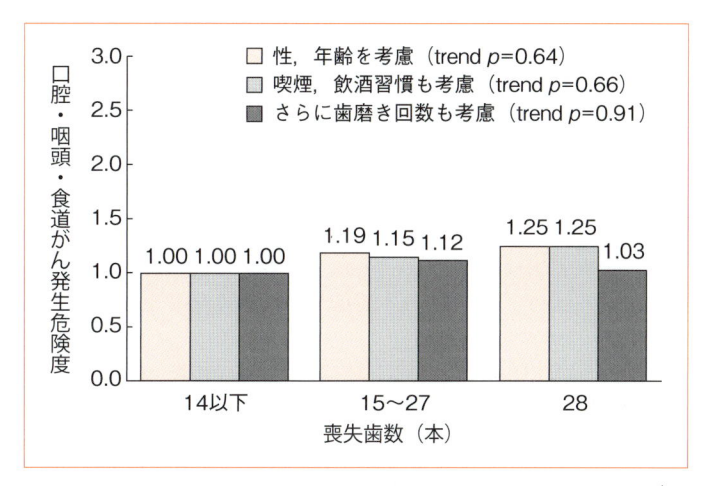

図 3-26　喪失歯数と口腔・咽頭・食道がん発生危険度の関係 [32]

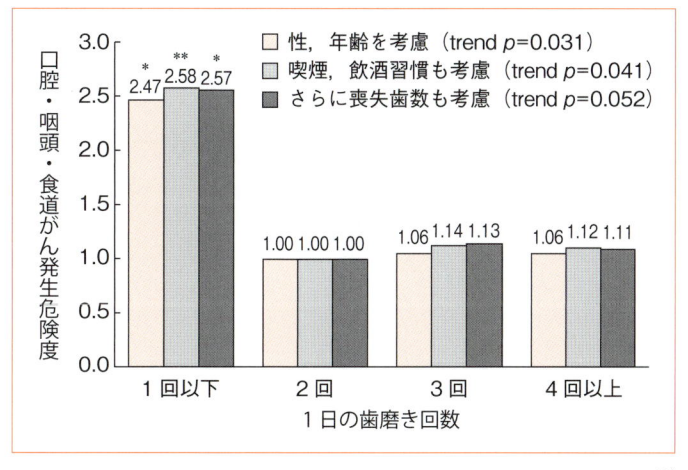

図 3-27　歯磨き回数と口腔・咽頭・食道がん発生危険度の関係 [32]
$*p<0.05$，$**p<0.01$

　歯磨き回数が，口腔がんだけでなく，咽頭・食道がんにも影響を与えるとは，大変興味深い結果です．

8　歯間清掃が長生きを決める

　最後に，「歯磨きと歯間清掃のどちらが命にかかわるのか？」を明らかにした解析結果をご紹介しましょう．

　はじめは，1日の歯磨き回数と死亡リスクの関連です（図3-28）[33]．1日4回以上歯磨きをしても，1日1回以下しか歯を磨かなくても，死亡リスクとの間に有意な関連は認められませんでした．

　これに対して，歯間清掃回数と死亡リスクとの間には有意な関連が認められています（図3-29）．"歯間清掃をほとんどしていない"集団のリスクを基準値1.0に設定すると，週5回以上歯間清掃を実行している集団の死亡リスクは0.84と，統計学的に有意な低下を示したのです．この関係は，調査開始時点で65歳未満であった参加者でより強く，その死亡リスクは0.74まで低下していたそうです．

　すなわち，ほぼ毎日歯間清掃をしているだけで，10年間の死亡リスクは3割近くも減少するのです．

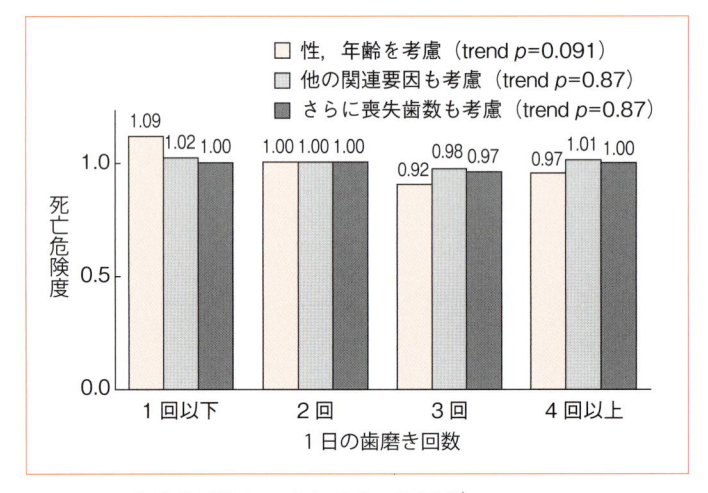

図3-28　歯磨き回数と死亡危険度の関係 [33]

他の関連要因：アルコール摂取習慣，喫煙習慣，肥満度，糖尿病の既往，高脂血症の既往，高血圧症の既往，精神的健康度，睡眠時間，激しい運動の有無．

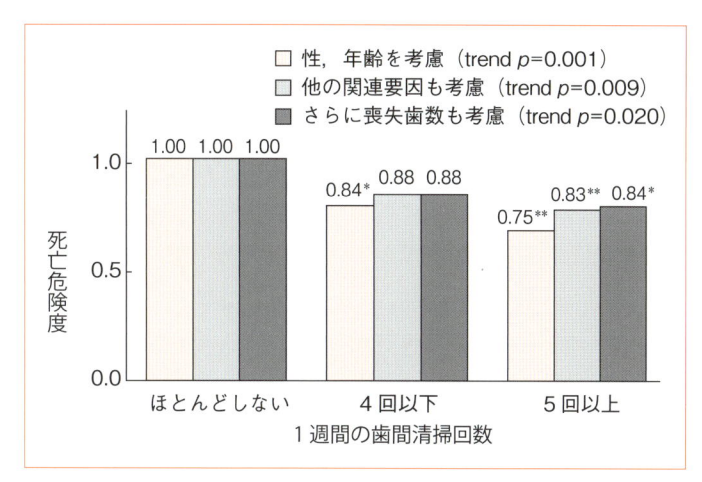

図 3-29　歯間清掃回数と死亡危険度の関係 [33]

他の関連要因：アルコール摂取習慣，喫煙習慣，肥満度，糖尿病の既往，高脂血症の既往，高血圧症の既往，精神的健康度，睡眠時間，激しい運動の有無．
* $p<0.05$,　** $p<0.01$

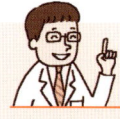

Dr.にしだの勘所！

　10 年間の総死亡リスクに寄与するものは，歯磨き回数ではなく，歯間清掃回数であるという話は，意外性が高く，聴衆の興味を引きます．実際，この話を医師会で医師や看護師相手に話すと，懇親会では多くの人々から「明日から早速，歯間ブラシを始めます！」とお声が掛かります．単なる指導では，相手の心は動きません．学術的根拠に基づき「私は，あなたの 10 年先までを見据えたうえで，お勧めさせていただくのですよ」という気持ちを込めながら，歯間清掃の重要性を伝えていきましょう．

9　レモネード・スタディに学ぶ

　レモネード・スタディは，日本の歯科医師 2 万人が自らの体を張り，10 年もの歳月をかけて，歯と全身，そして命とのかかわりについて明らかにした，世界初の前向きコホート研究です．

　レモネード・スタディから学んだことを，日頃の指導，そして読者のみなさまご自身とご家族の将来のために，是非ともお役立てください．

6 ┃ 8020 達成者の素晴らしき歯並び

　8020 データバンク調査が岩手県で始まっていた頃，東京都文京区でもある調査が行われていました．この調査をきっかけとして明らかになったのは，8020 を達成した人々が，20 本をはるかに超える歯数を残しているという事実と，8020 達成者の若々しい笑顔だったのです．若々しい笑顔の裏側には，"若々しい歯並び" がありました．

　8020 データバンク調査が日本人 80 歳の "闇" を明らかにしたとすれば，8020 達成者調査は "光明" を見出した研究といえるでしょう．

1 ┃ 東京都文京区の 8020 達成者が与えた衝撃

　1996 年，東京都文京区歯科医師会は，創立 50 周年記念行事の一環として，文京区と協力して 80 歳以上の文京区民に対する口腔と生活の状況に関するアンケート調査を実施しました [34)(注9)]．

　同会が 8020 達成者の詳細について，1997 年の日本老年歯科医学会総会で発表したところ [35)]，大きな注目を集めたそうです．

　東京歯科大学は，文京区 8020 達成者のうち資料採得されていた，51 名（男性 34 名，女性 17 名）の顔写真，口腔内写真，パントモグラフィー（パノラマエックス線写真），各種調査などのデータをもとに，歯列と咬合の分析を行っています [36)]．

　8020 達成者の平均年齢は 83.1 歳，平均残存歯数は 24.4 本であり，1996 年時点で 8020 運動の目標歯数 20 本を大きく上回っていたことがわかります．

　咬合状態で分類すると，正常咬合が 56.9％，上顎前突傾向が 17.6％，過蓋咬合傾向が 25.5％ でしたが，**反対咬合，切端咬合，開咬は皆無**でした．

　さらに，アイヒナー分類の咬合支持域でみると，グループ A（咬合支持域 4 つ）45.1％，グループ B1（咬合支持域 3 つ）23.5％，グループ B2（咬合支持域 2 つ）15.7％，グループ B3（咬合支持域 1 つ）13.7％ であり，欠損部位に対する補綴処置を受けていなかった症例は 1 名のみだったそうです．すなわち，**ほぼ全例が良好な咬合支持域を有していた**のです．

　2004 年，宮崎らは千葉市の 8020 達成表彰コンクール応募者 41 名を解析していますが [37)]，この集団 [(注10)] においても，前後関係では正常咬合 21.1％，**上顎前突 78.9％，反対咬合 0％**，垂直関係では正常咬合 65.8％，過蓋咬合 34.2％，**開咬 0％** であったことが明らかになっています．

　日本人の不正咬合発現頻度は，反対咬合 4 ～ 10％，開咬 4 ～ 5％ と報告されていますので [37)]，8020 を達成するためには良好な咬み合わせが必要といえるでしょう．

注 9：約 7,000 名に調査票が送付され，このうち回収され有効であったものは 3,002 名分（有効回答率 43％）．80 歳で 20 歯以上を有していた区民は 21.9％ でした．
注 10：平均年齢 82.4 歳，平均現在歯数 25.3 本．

2 若い頃の歯並びが口腔の将来を決める

　最後に，宮崎らが先程の千葉市の 8020 達成者（41 名）に対して実施したアンケート結果[38]の中から，興味深いデータを 2 つご紹介しておきましょう．

　まず，「食べ物はよくかめますか？」という質問に対して，「よくかめる」が 85.4%，「比較的よくかめる」は 14.6%，「よくかめない」は 0%，そして「かめない」も 0% でした．8020 達成者は全員がよくかめ，かめない人は皆無です．

　次に，「若い頃の歯並びはどうでしたか？」という質問に対して，「良かった」が 41.5%，「比較的良かった」が 43.9%，「あまり良くなかった」は 14.6%，「悪かった」は 0% でした．すなわち，8020 達成者は若い頃の歯並びが良かった人が 9 割近くを占め，歯並びが悪かった人は皆無だったのです．

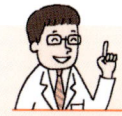 **Dr.にしだの勘所！**

　私は日々の外来で『前向きの言葉掛け』を心がけています．たとえば，80 歳で現在歯数 16 本の患者さんが来院されたとしましょう．この方に対して「これ以上歯が抜けると奥歯でかめなくなってしまいますから，しっかり歯磨きしましょうね」というのは，後ろ向きの言葉掛けです．これに対して「〇〇さん，今月は 80 歳のお誕生日おめでとうございます．〇〇さんは，16 本も歯が残っていて凄いですね！普通の日本人は 80 歳を過ぎると歯が 1 本もない人が，大多数を占めるんです．ご存じでしたか？　大切な歯で美味しく食事を味わえるように，これからも一緒に頑張りましょうね」は，前向きの言葉掛けです．どちらが，患者さんは通院を続けたくなるでしょうか？　間違いなく後者ですよね．前向きな言葉を掛けるためには，ここでも示した『闇の事実』を知っておく必要があります．日本人の口腔の闇とは無歯顎者率であり，光は 8020 達成者です．私たちはプロフェッショナルなのですから，公平な視点から両者を捉えたうえで，患者さんへの言葉掛けに活用していきましょう．

3 なんでもかめる食生活を実現するために

　糖尿病の食事療法を有効に実行するためには，偏食なく，なんでもかめる口腔機能を保持していることが大前提になります．しかし，本編で紹介したとおり，これまでの日本人は 60 歳を過ぎると一気に多数の歯を失い，無歯顎者が急増する運命にありました．

　8020 達成者達はその中にあってなお，優れた歯並び，咬み合わせを有しており，「80 歳を過ぎても健康な口腔を維持することは，決して不可能ではない」ことを私たちに教えてくれています．

　日本人の口の中で，「歯の雪崩」が起こり始めるのは，40 〜 50 代です．加えて，日本人は高齢者になると歯科通院を避ける傾向があります．

　ですから，歯科のみなさまは自信をもって，歯科医院の必要性と意味を国民に向かって発信してください．国民は知らないだけなのです．本編で紹介した知識を伝えれば，国民そして医科は必ずや，歯科の理解者，そして応援団になってくれることでしょう．

■ 参考文献

1) 厚生省：成人歯科保健対策検討会中間報告. 1989.
2) 厚生労働省：平成 28 年歯科疾患実態調査 報道発表資料. 2017.（https://www.mhlw.go.jp/toukei/list/dl/62-28-01.pdf）
3) 厚生労働省：歯科疾患実態調査（https://www.mhlw.go.jp/toukei/list/62-17.html）
4) 厚生労働省："1 人平均現在歯数・無歯顎者数・現在歯 20 本以上の者の数・現在歯 24 本以上の者の数・喪失歯を持つ者の数, 性・年齢階級別（5 歳以上・永久歯）", 平成 17 年歯科疾患実態調査.
5) 厚生労働省："1 人平均現在歯数・無歯顎者数・現在歯 20 本以上の者の数・現在歯 24 本以上の者の数・喪失歯を持つ者の数, 性・年齢階級別（5 歳以上・永久歯）", 平成 23 年歯科疾患実態調査.
6) 厚生労働省："1 人平均現在歯数, 無歯顎者・現在歯 20 本以上の者・現在歯 24 本以上の者・喪失歯を持つ者（人数・割合）, 性・年齢階級別（5 歳以上・永久歯）", 平成 28 年歯科疾患実態調査.
7) 厚生労働省："現在歯数の頻度分布, 性・年齢別（5 歳以上・永久歯）", 平成 28 年歯科疾患実態調査.
8) 小林修平編, 森本基：8020 者データバンクの構築について−8020 者のデータバンクの構築について−. 口腔保健協会, 東京, 2000.
9) 小林修平編, 米満正美：岩手県 8020 データバンク構築事業, −8020 者のデータバンクの構築について−. 口腔保健協会, 東京, 2000.
10) 小林修平編, 安藤雄一：高齢者の健康調査における口腔状態の評価 総括報告, −8020 者のデータバンクの構築について−. 口腔保健協会, 東京, 2000.
11) Eichner K, Über eine gruppeneinteilung der lückengebisse für der prothetik, Dtsch Zahnarztl Z, 10：1831, 1955.
12) Yoshino K et al., Relationship between Eichner Index and number of present teeth, Bull Tokyo Dent Coll, 53(1)：37, 2012.
13) 小林修平編, 杉政 孝ほか：8020 データバンクアンケート項目−8020 者のデータバンクの構築について−. 口腔保健協会, 東京, 2000.
14) 山本為之：総義歯臼歯部人工歯の配列について（その 2）〜特に反対咬合について〜. 補綴臨床, 5(3)：395, 1972.
15) 小林修平編, 花田信弘ほか：高齢者の健康調査における全身状態の評価と口腔健康状態との関連 総括報告, −8020 者のデータバンクの構築について−. 口腔保健協会, 東京, 2000.
16) 厚生労働省：現在歯数の頻度分布, 性・年齢別（5 歳以上・永久歯）, 平成 28 年歯科疾患実態調査.
17) 西田 亙：国民健康・栄養調査と歯科疾患実態調査の限界, 糖尿病療養指導士に知ってほしい歯科のこと. 医歯薬出版, 東京, 2018.
18) 厚生労働省：平成 28 年歯科疾患実態調査結果の概要.
19) 政府統計の総合窓口（e-Stat）, 平成 26 年患者調査（報告書非掲載 第 126 表）.
20) 政府統計の総合窓口（e-Stat）, 平成 27 年家計調査（家計収支編・総世帯・詳細結果表 10）.

21) 若井建志：レモネード通信. 創刊号, 2005.

22) Wakai K et al., Longitudinal Evaluation of Multi-phasic, Odontological and Nutritional Associations in Dentists(LEMONADE Study): study design and profile of nationwide cohort participants at baseline, J Epidemiol, 19(2): 72, 2009.

23) 若井建志ほか：歯科医師を対象とした歯と全身の健康, 栄養との関連に関する研究. 公益財団法人 8020 推進財団会誌「8020」, No.6：76, 2007.

24) 若井建志：レモネード通信. 第 10 号, 2011.

25) 若井建志：レモネード通信. 第 4 号, 2008.

26) 若井建志：レモネード通信. 第 15 号, 2016.

27) 若井建志ほか：歯科医師を対象とした歯と全身の健康, 栄養との関連に関する研究〜歯間部清掃器具使用と全死亡リスクとの関連〜. 公益財団法人 8020 推進財団会誌「8020」, No.15：114, 2016.

28) Wakai K et al., Tooth loss and risk of hip fracture: a prospective study of male Japanese dentists, Community Dent Oral Epidemiol, 41: 48, 2013.

29) 若井建志ら：歯科医師を対象とした歯と全身の健康, 栄養との関連に関する研究〜喪失歯数と総死亡, 動脈硬化関連疾患, 肺炎死亡リスクとの関連〜. 公益財団法人 8020 推進財団会誌「8020」, No.12：96, 2013.

30) 若井建志ほか：歯科医師を対象とした歯と全身の健康, 栄養との関連に関する研究. 公益財団法人 8020 推進財団会誌「8020」, No.10：96, 2011.

31) Suma S et al., Tooth loss and pneumonia mortality: A cohort study of Japanese dentists, PLoS One, 13(4): e0195813, 2018.

32) 若井建志：歯科医師を対象とした歯と全身の健康, 栄養との関連に関する研究−歯磨き回数, 喪失歯数と口腔・咽頭・食道がんリスクとの関連−. 公益財団法人 8020 推進財団会誌「8020」, No.16：118, 2007.

33) 内藤真理子ほか：歯科医師を対象とした歯と全身の健康, 栄養との関連に関する研究〜歯間部清掃器具使用と全死亡リスクとの関連〜. 公益財団法人 8020 推進財団会誌「8020」, No.15：114, 2016.

34) 松久保隆ほか：東京都文京区在住 80 歳以上高齢者の口腔保健状態と日常生活活動に関する質問紙調査. 日本歯科医師会雑誌, 50(3)：4, 1997.

35) 松原真（東京都文京区歯科医師会）ほか：東京都文京区における 8020 達成者の口腔保健状態と QOL について. 老年歯科医学, 12(2)：114, 1997.

36) 茂木悦子ほか：8020 達成者の歯列・咬合の観察−京都文京区歯科医師会提供の資料より−. 日本歯科医師会雑誌, 52：679, 1999.

37) 宮崎晴代ほか：8020 達成者の口腔内模型および頭部 X 線規格写真分析結果について. Orthod Waves, 60(2)：118, 2001.

38) 宮崎晴代ほか：8020 達成者の歯科疾患罹患状況および生活と健康に関する調査結果について. 歯科学報, 104(2)：140, 2004.

慢性微小炎症を制するものが健康長寿を手にできる

　歯周病（periodontal disease）は，歯肉炎（gingivitis）および歯周炎（peri-odontitis）に大別されますが，英語の -itis は"炎症"を意味する接尾辞であり，歯肉炎と歯周炎は炎症に基づく疾患であることを言葉が主張しています．

　ごくあたりまえのことですが，"炎症"というキーワードがイメージできるかどうかで，歯周病の捉え方は劇的に変わります．ただし，歯周病が歯肉や歯周組織に引き起こす炎症は，高熱を出すインフルエンザや扁桃炎のように，"大きな炎症"ではありません．歯周病は，発熱など起こさない"小さな炎症"なのです．

　そして，1週間前後で治癒するインフルエンザや扁桃炎とは異なり，歯周病は適切なケアと治療を行わなければ，1年，3年，10年と持続します．小さな炎症が長期間にわたり持続すること，すなわち"慢性微小炎症"こそが，歯周病の恐ろしさなのです．

　本編では，この慢性微小炎症の恐ろしさを医学的見地から理解してみましょう．

　ぎんさんの若々しい血管が私たちに教えてくれること

　1992（平成4）年，満100歳となった双子の姉妹，"きんさんぎんさん"が鮮烈にデビューし，時代の寵児となったことを覚えていらっしゃる方も多いことと思います．1892（明治25）年生まれの長女きんさんは107歳，次女のぎんさんは108歳でその天寿を全うされました．

　ぎんさんは，きんさんが他界された後，急激に気力と体力が衰え，南生協病院（名古屋市）からの往診を受けられていたそうです．自宅でご家族に見守られながらの最期でしたが，亡くなられたときに伺った主治医（室生医師）が「こんなに元気で長生きされた，ぎんさんのお体がどんなであったのか，ぜひ解剖して研究させていただきたい」と娘さんにお願いされたところ，「私も，母の体がどうなっているのか，不思議に思っていたんです．医療に貢献できるなら，どうぞお願いします．」と快諾され，ぎんさんのご遺体は同病院において，病理解剖を受けることになったのです．この時の詳細が，病理解剖を担当された棚橋医師による『きんさんぎんさんが丈夫で長生きできたワケ』（あけび書房）に記されています[1]．

　棚橋医師は，ぎんさんの臓器の状態が，一見してとても108歳とは思えないほど若々しいことに大変驚き，記者会見翌日の新聞は「ぎんさんの肉体年齢は80歳！」という見出しで飾られました．

　数ある臓器所見の中で，私が着目したのは大動脈です．大動脈は，名前のとおり人体で最も太く，動脈硬化の影響を受けやすい血管です．動脈硬化症を来した血管は，まさに字のごとく硬くなり，ハサミで切り開く際にはバリバリと音がするほどです．粥状硬化により内壁は凸凹になり，色も茶褐色に変色します．しかし・・・ぎんさんの血管は驚くほど軟らかく，内壁も平滑で白く，動脈硬化の兆候は軽度だったそうです（図 4-1）．

　「**動脈硬化は血管の炎症**」ですから，ぎんさんの体は炎症を起こしていない，清らかな

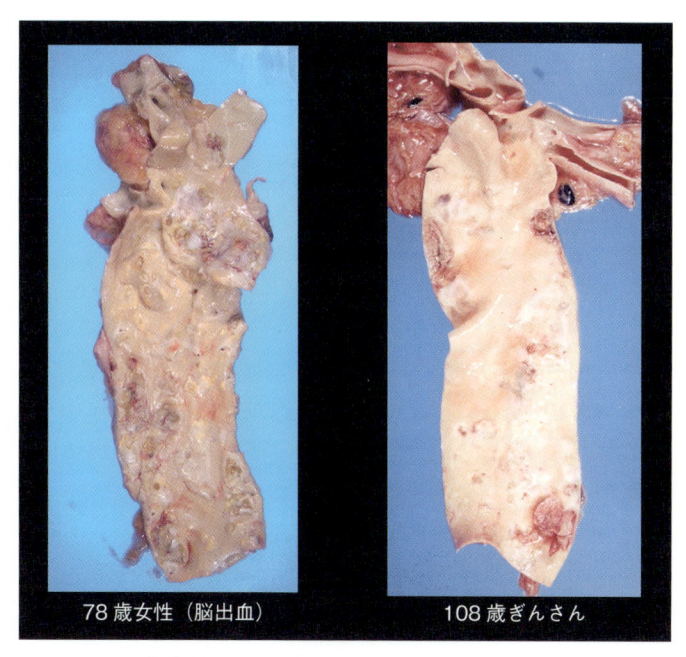

78歳女性（脳出血）　　　　　108歳ぎんさん

図4-1　78歳女性と108歳ぎんさんの胸部大動脈（南生協病院病理診断科・棚橋千里先生のご厚意による）
左）脳出血で死亡した78歳女性の胸部大動脈：血管内腔は茶褐色に変色し，粥状硬化により凸凹になっている．
右）108歳ぎんさんの胸部大動脈：血管内腔は白く艶やかであり平滑，動脈硬化所見は部分的である．

状態にあったのではないかと思われます．なぜ炎症のない体が，健康長寿につながるのか？その理由を学術論文に求めてみましょう．

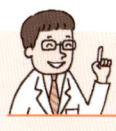 ## Dr.にしだの勘所！

　2症例の大動脈が教えてくれるとおり，「老化とは硬くなる」ことなのです．本来は，白いホースのようにしなやかで艶やかな血管が，内部で動脈硬化を起こすと，汚い色に変色し，石のように硬くなっていきます．まさに，動脈硬化という字のとおりです．そして，この硬化は肝臓でも起こります．ウイルス性肝炎，アルコール性肝炎，脂肪性肝炎をはじめとする慢性肝炎が続くと，肝臓は線維化を起こし，やがては肝硬変に至ります．「慢性炎症は臓器を硬くする」ことをチェアサイドで伝えていきましょう．

2　百寿者研究が明らかにした健康長寿の決め手は "炎症"

　2015 年，興味深い研究成果が，慶應義塾大学病院百寿総合研究センターから発表されました[2]．85 〜 99 歳 536 名，100 〜 104 歳 275 名，105 〜 109 歳 387 名，110 歳以上 22 名を対象にして，長寿に影響を与える因子の解析が行われています．因子の候補として，次の 7 種類が挙げられました（右側は算出方法）．

> ・造　血：赤血球数 ＋ ヘマトクリット ＋ 白血球数
> ・炎　症：CMV（Cyto Megalo Virus）タイター ＋ IL–6 ＋ TNF–α ＋ CRP
> ・脂質と糖代謝：LDL コレステロール ＋ 総コレステロール ＋ HbA1c
> ・肝機能：AST ＋ ALT ＋ γ–GTP
> ・腎機能：eGFR（estimated Glomerular Filtration Rate）
> ・細胞老化：1/LTL（Leukocyte Telomere Length）
> ・免疫老化：1/LTL ＋ CD8/CD4 ＋ CD16 ＋ 1/CD28 ＋ CD56

　これらの因子について，超高齢者（85 〜 89 歳：536 名）と百寿者（100 歳以上：684 名）の全死亡を解析すると，両群において統計学的に有意なハザード比上昇を認めたものは，"炎症"だけだったのです（ハザード比：超高齢者 1.89 [95%CI 1.21, 2.95]，百寿者 1.36 [95%CI 1.05, 1.78]）．すなわち，**炎症が超高齢者と百寿者の予後を短くする**ことが，日本人を対象にした研究で明らかになったのです．

　おそらく，きんさんぎんさんの体内は "炎症とは縁遠い"，清らかなものだったことでしょう．

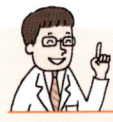 **Dr.にしだの勘所！**

　Arai らの報告は，きわめて深い問いを投げかけています．医師は，高齢者の外来管理において，高血圧症や高脂血症，そして糖尿病を気にしがちです．しかし，85 歳以上の世界において命を支配するのは，これらの慢性疾患ではなく「炎症」であることが明らかになったのです．人生百年時代は，これまでの医学常識から脱した，炎症制御に基づいた視点と介入が期待されることになるでしょう．

3　久山町研究が明らかにした微小炎症の恐ろしさ

　続いては，こちらも日本が世界に誇る疫学研究です．福岡県糟屋郡久山町は，福岡市に隣接した人口約 8,842 人 [2018（平成 30）年 5 月 1 日現在] の町であり，国勢調査によ

ると町の年齢構成および就労人口の産業構成は，過去50年にわたり全国平均とほぼ同じレベルを維持しています．久山町が平均的な日本人集団を有していることから，九州大学は1961年から住民を対象にした脳卒中，心血管病，糖尿病，認知症などの疫学調査を継続してきました[3]．

久山町研究は，40歳以上の住民を対象とした前向きコホート研究であり，次のような特徴を有しています．

- ・受診率：約80%
- ・追跡率：99%以上
- ・剖検率：約80%

注目すべきは，受診率の高さもさることながら，その剖検率の高さにあります．死因を決定する際には，ぎんさんも受けた病理解剖以上に正確な診断方法はありません．一般住民を対象に70年近くにわたり，80%もの剖検を継続している研究はほかに類を見ず，このために"ヒサヤマ・スタディ（The Hisayama Study）"として世界中から高く評価されているのです．

1 微小炎症と心筋梗塞の関係

住民のCRPと冠動脈疾患発症リスクとの関係を解析したヒサヤマ・スタディは，驚くべき事実を明らかにしています（表4-1）[4]．

40歳以上の久山町住民2,589名を14年間フォローしたところ，129名の住民に冠動脈イベント（心筋梗塞・冠動脈再形成術・心突然死）を認めました．

ベースラインにおけるCRPの四分位（中央値は0.043 mg/dL）で解析が行われていますが，CRP 0.021 mg/dL未満を基準にすると，**冠動脈イベントの発症リスクは0.044〜0.102 mg/dLで約2倍，0.102 mg/dLを超えると約3倍**にも達することが明らかになっています．

CRP 0.1 mg/dLという値は，現時点でもほとんどの医療従事者にとって"無視するほど低いレベル"ですが[注1]，本研究は微小炎症の真の恐ろしさを雄弁に語っています．

表4-1　一般住民におけるCRP四分位と冠動脈イベント発生の関係 （文献4）

	CRP（mg/dL）				p for trend
	< 0.021	0.021〜0.043	0.044〜0.102	> 0.102	
n	648	647	645	649	
性・年齢調整ハザード比	1	1.75	2.55	3.96	< 0.0001
多変量調整ハザード比	1	1.60	1.97	2.98	0.0002

CRPが0.1 mg/dLを超えるだけで冠動脈イベントのリスクは約3倍になる．
調整因子：性，年齢，収縮期血圧，心電図異常，糖尿病，BMI，HDLコレステロール，喫煙習慣，アルコール摂取量，運動習慣

注1：p. v「本書中の表記について」参照．

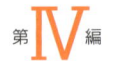

　なお，基準となった**高感度 CRP 0.021 mg/dL 未満**は，一般住民の 1/4 しか該当しない点にも，着目しておきましょう．

2 微小炎症と糖尿病の関係

　ヒサヤマ・スタディは，CRP と糖尿病発症の関係についても，解析しています（**図4-2**）[5]．40 ～ 79 歳の住民 1,759 名を 5 年間フォローしたところ，131 名が糖尿病を発症．年齢で調整した糖尿病の累積発症率を CRP の三分位でみると，**男性の場合は CRP 値0.078 mg/dL 以上で約 3.0 倍**，**女性の場合は CRP 値 0.058 mg/dL 以上で約 2.6 倍**になることがわかりました．

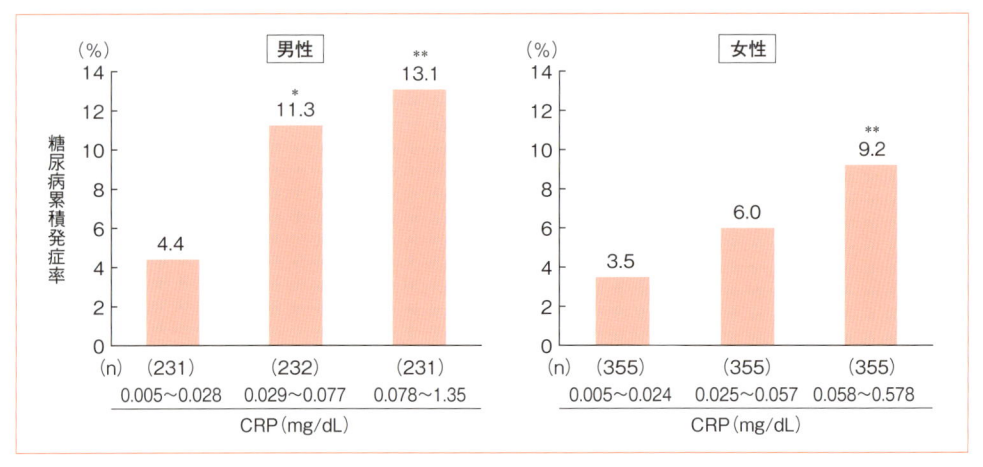

図 4-2　一般住民における CRP 三分位と糖尿病累積発症率の関係　　　　　　（文献 5）
*$p < 0.01$, **$p < 0.005$（第一位との比較）

　CRP 値 0.1 mg/dL 前後の低レベルの炎症でも，糖尿病発症の危険度は約 3 倍に達するのです．

　2 つのヒサヤマ・スタディは，微小炎症が冠動脈イベントや糖尿病の発症に関連している事実を明らかにし，**成人体内における炎症制御の重要性**を示唆しています．

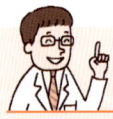 ## Dr.**にしだ**の**勘所**！

　現時点において，日本中の医科関係者の多くは「CRP の基準値は 0.3 mg/dL 以下」と理解しています．医学部ではそのように教えていますし，数あるテキストもそう書いているからです．しかし，信頼できる久山町研究は，CRP が 0.1 mg/dLを超えるだけで心疾患や糖尿病の発症リスクが数倍にも増えることを明らかにしました．この事実をまだ知らない医科に向けて，是非とも歯科のみなさまが積極的に発信していただければと思います．慢性微小炎症は，歯科こそが介入できる病態なのですから．

ここまでの考察により，超高齢者と百寿者の予後を支配するものは炎症であること，CRP 0.1 mg/dL という低レベルの炎症であっても冠動脈イベントや糖尿病発症は有意に上昇することを私たちは理解しました．

となれば，「低レベルの炎症は，一体どこからやってくるのか？」という疑問がふつふつと湧いてきます．しかし，成人の場合は加齢，喫煙，ストレス，慢性疾患，炎症性疾患など，さまざまな要因が複雑に絡み合うため，炎症の原因を探し出すことは不可能に近いでしょう．

そこで私は，ドイツで実施された Pitchika らによる出生コホート研究に着目しました[6]．対象者は，GINIplus および LISAplus という 2 つの出生コホート研究から選ばれ，出生後 6 カ月，1 年，18 カ月，2 年，3 年，4 年，6 年，10 年，15 年の順にフォローアップ調査が行われています．本書では，15 年目のフォローアップデータの解析結果を示します．

特筆すべき本研究の特徴は，大規模出生コホート研究であることに加え，研究参加者の抽出に際して，"きわめて厳しい除外基準" が採用された点にあります（図 4-3）．

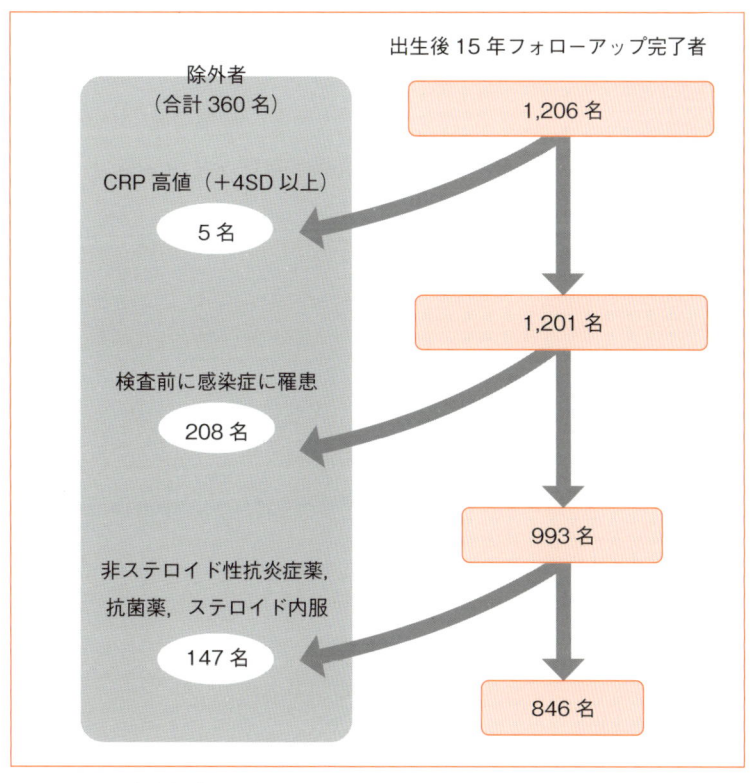

図 4-3　研究参加者の選択フロー　　　　（文献 6 より作成）

15 年のフォローアップを完了した 1,206 名から，360 名を除外し，最終的には 846 名が解析対象となった．

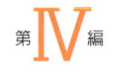

　除外対象者は，CRP の値が平均値よりも標準偏差の 4 倍以上高い値（いわゆる外れ値）を示した者（5 名），検査前の 2 週間以内に何らかの感染症に罹患した者（208 名），CRP に影響を与えうる薬物（非ステロイド性抗炎症薬，抗菌薬，ステロイド）を内服している者（147 名）の計 360 名です．

　最終的に解析に付された人数は 846 名であり，3 割もの参加者が除外されたことになります．これほど厳密に，**CRP に影響を与え得る因子が排除された研究**を，私はほかに知りません．

　解析対象者は，生活習慣の質問や体格検査などに加え，血清 CRP と CPI（Community Periodontal Index：地域歯周疾患指数）が測定されました．この中から，歯科に関連する重要項目を**表 4-2** に示します．

　歯肉炎は全体の 23％ に認められ，出血している分画数は全 6 分画のうち，1 カ所が 10％，6 カ所が 6％ でした．体格は過体重が 9％ と，著しい肥満傾向を認める集団ではありません．そして，ドイツで実施された研究ならではの項目が，"15 歳の喫煙状況" です．**喫煙歴がない 15 歳は 86％** に過ぎず，2％ は毎日喫煙しています．

　この集団の CRP に対して多変量解析を実施したところ，有意なオッズ比上昇を認めた項目は**表 4-3** のとおりです．

　本研究で解析された項目のうち，CRP 上昇に有意な影響を与えたもののオッズ比は，「毎日の喫煙」，「肥満」，そして「歯肉炎」の順でした．このうち，歯肉炎の有無と CRP の関係をグラフ化したものが**図 4-4** です．

　横軸は 5％ 間隔の CRP パーセンタイル階級，縦軸は各パーセンタイルの CRP 平均値です．歯肉炎を認めない群の最上位 95 パーセンタイルは CRP 0.047 mg/dL に留まっ

表 4-2　解析対象となった 15 歳集団（846 名）の特徴　（文献 6 より作成）

歯肉炎	なし	77.3%
	あり	22.7%
CPI プロービング時に出血を認めた分画数	0	77.3%
	1	10.0%
	2	1.9%
	3	2.1%
	4	1.1%
	5	1.2%
	6	6.4%
体格	正常	84.1%
	過体重	8.9%
	低体重	7.0%
喫煙	なし	86.1%
	たまに	6.0%
	毎日	1.9%
	未回答	6.0%

表 4-3　15 歳集団の CRP に影響を与える因子　（文献 6 より作成）

	調整オッズ比	95%信頼区間	p
毎日の喫煙	6.27	1.39 − 28.39	0.017
肥満	4.95	0.73 − 33.68	0.007
歯肉炎	2.17	1.25 − 3.77	0.006

変数：歯肉炎の有無，性別，BMI（正常・肥満・やせ），喫煙習慣（なし・たまに・毎日）

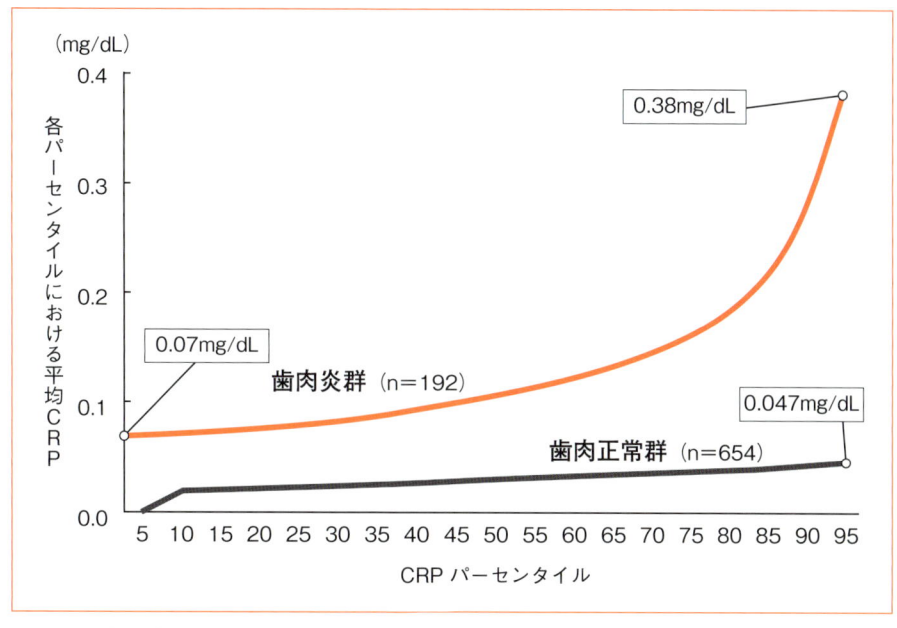

図 4-4　歯肉炎の有無別にみた CRP のパーセンタイル分布図　　　（文献 6 より改変）
5% 間隔のパーセンタイル別にその平均 CRP をグラフ化したもの.

ているのに対して，**歯肉炎群の 95 パーセンタイルは CRP 0.38 mg/dL** にも達しています．

　加えて，歯肉炎群の CRP は最下位の 5 パーセンタイルですら，0.07 mg/dL から始まっていることに留意してください．CRP 0.07 mg/dL は，先程のヒサヤマ・スタディによれば，糖尿病の累積発症率が数倍に跳ね上がるレベルに該当します（図 4-2 参照）．

　本研究は 15 歳のドイツ人を対象にしたものですが，体格や喫煙状況を考慮すると，日本人の CRP に最も強く寄与する因子は，"歯肉炎・歯周炎" ではないかと私は考えています．

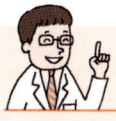 Dr.にしだの**勘所**！

　ここで紹介したドイツの出生コホート研究ほど，炎症に影響する因子を前もって排除した研究はないでしょう．そして，15 歳という若い体だからこそ，歯肉炎がCRP に与える影響を観察できたのです．糖尿病の研究もそうなのですが，調査対象者の年齢が上がるほどにさまざまな交絡因子が作用し，その解析は難しくなります．大きなノイズに埋もれて，小さな信号が聞こえなくなってしまうのです．歯肉炎もまた小さな信号ですが，長期間にわたり持続することで，体中に共鳴をもたらし，恐ろしい微小炎症を引き起こすのです．

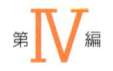

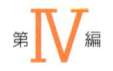5　百寿者研究，久山町研究，出生コホート研究は語る

　人生 100 年時代を迎えた今，百寿者研究は健康長寿を損なう重要な因子として "炎症" を見出しました．さらに，久山町研究は精度の高い研究により，CRP 0.1 mg/dL 前後の低レベル炎症が，心血管病や糖尿病の発症を数倍にも悪化させることを明らかにしています．そしてドイツの出生コホート研究によれば，15 歳の少年少女ですら，歯肉から出血するだけで，CRP が慢性疾患を誘発するレベルまで上昇するのです．

　3 つの研究は日本とドイツにおいて，それぞれ独立して実施されたものですが，このように読み解くと，15 歳，40 歳以上の一般住民，そして百寿者と，すべての世代が "炎症" を通してつながることがわかります．そして，その炎症の裏には，歯肉炎すなわち歯周病が存在することを，歯科医療に関わるみなさまは決して忘れないでください．

■ 参考文献

1）棚橋千里，室生 昇：きんさんぎんさんが丈夫で長生きできたワケ．あけび書房，東京，2009.

2）Arai Y et al.: Inflammation, But Not Telomere Length, Predicts Successful Ageing at Extreme Old Age: A Longitudinal Study of Semi-supercentenarians, EBioMedicine 2(10): 1549-1558, 2015.

3）梅津加奈子：剖検率 100% の町　九州大学久山町研究室との 40 年．ライフサイエンス出版，東京，2001. 平川洋一郎，清原 裕：久山町研究-これまでの総括，Diabetes Journal, 41(2): 9, 2013.

4）Arima H et al., High-sensitivity C-reactive protein and coronary heart disease in a general population of Japanese: the Hisayama study. Arterioscler Thromb Vasc Biol, 28(7): 1385-91, 2008.

5）Doi Y et al., Elevated C-reactive protein is a predictor of the development of diabetes in a general Japanese population: the Hisayama Study, Diabetes Care, 28: 2497, 2005.

6）Pitchika V et al.: Gingivitis and lifestyle influences on high-sensitivity C-reactive protein and interleukin 6 in adolescents, J Clin Periodontol, 44(4): 372-381, 2017.

歯科だからこそ介入できる
"早期糖代謝異常"

当院の外来を受診する人々は，そのほとんどが「すでに糖尿病を発症した」患者さんです．最近は，企業健診や特定健診により，糖尿病発症前の "予備軍" が受診されることも増えてはきましたが，まだまだその数は限定的であり，「糖尿病の発症を予防する」ことは，残念ながら内科医にとって難しい状況にあります．

一方で，歯科外来には糖尿病の方だけでなく，予備軍の人々が数多く通われています．もしも患者さんが糖尿病予備軍であれば，歯周病の治療に専念し，全身に波及している慢性微小炎症が消退していけば，血糖値は改善し，本人も気づかない間に糖尿病の発症から免れることができるでしょう．

そして，歯科治療の御利益（ごりやく）は糖尿病だけに留まりません．妊婦さんの場合は妊娠糖尿病，中高年者の場合は心筋梗塞や脳梗塞など，さまざまな病魔も防いでくれるのです．

本編では，糖尿病予備軍，すなわち "早期糖代謝異常" の存在とその恐ろしさをご紹介します．歯科医療のみがもつ， "予防的力" の偉大さを理解するための一助としていただければ幸いです．

1　糖尿病診断の限界

最初に，【『糖尿病のこと』p. 23】で紹介した「糖尿病の診断基準」を簡単に復習しておきましょう．

糖尿病と診断するために必要となる検査項目は，血糖値とグリコヘモグロビン（HbA1c）です．それぞれの検査値が，**ある一定値（閾値（いきち）以上の時**，糖尿病と診断されるのでした[注1]．

この診断基準に基づけば，次の検査値の場合は糖尿病と診断されます．

> ・HbA1c　6.5%
> ・絶食時血糖　126 mg/dL

しかし，次の検査値の場合はどうでしょうか？

> ・HbA1c　6.0%
> ・絶食時血糖　120 mg/dL

後者の場合は，糖尿病とは診断されません．医師からの説明は「あなたは糖尿病ではありません」となります．ここで医師は「**糖尿病ではない**」と説明しているのですが，ほとんどの人はここで「**自分は健康である**」と勘違いしてしまうのです（**図 5-1**）．検査結果は，確かに糖尿病ではないのですが，専門家の目から見れば "限りなく糖尿病に近い状態" であるにもかかわらず…．

こうして，ただちに生活習慣を改善すべき人達が「自分は健康」と誤解した結果，数年後には糖尿病を発症していくのです．

注 1：実際には，2 回以上の高血糖，1 回の高血糖と HbA1c 高値，1 回の高血糖と糖尿病特有の自覚症状もしくは網膜症の組合せが必要【『糖尿病のこと』p.27 参照】．

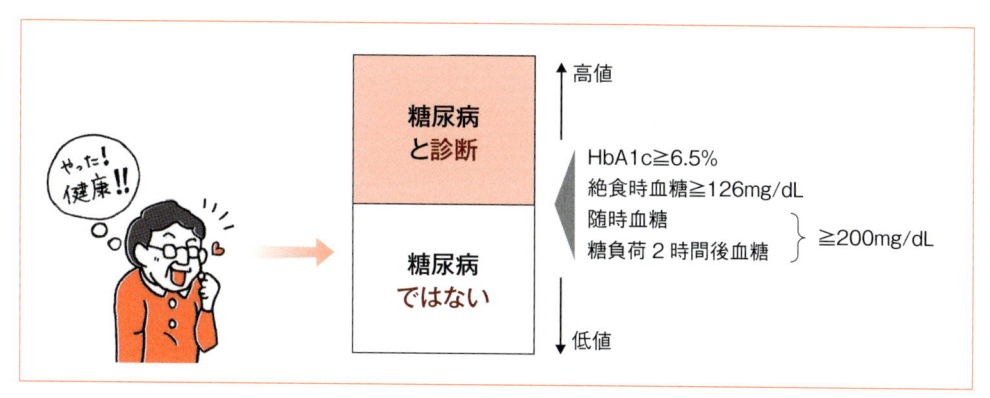

図 5-1　糖尿病の診断基準がはらむ問題点
一般人は自分の検査が基準値より少しでも低ければ「健康」と誤解する.

2　未病という捉え方

　このように，臨床検査で多用される "閾値" は，病気を診断するうえでは役に立つ一方で，病気を予防するうえでは，多くの国民に「自分は健康であるという」誤解を与えてしまう問題を抱えています（図 5-2 A）.

　この閾値がはらむ問題は，歯周ポケットにたとえるとわかりやすいかもしれません. 歯周ポケット 4 mm 以上を歯周病と捉える時，「3 mm は正常」と考えてよいものでしょうか?　もしも，この患者さんが 20 代の妊婦さんの場合，3 mm の歯周ポケットが存在すれば，それはかなりのリスクとして捉えるべきでしょう（図 5-2 B）.

　"未来の病気" を防ぐという観点に立った時，閾値を用いた西洋医学的な捉え方では，対応できません. これに対して，**東洋医学では病気と正常の合間に "未病" という領域**をおいています（図 5-2 C）. 未病とは，文字どおり「いまだ病気ではない人々」をさす概念です.

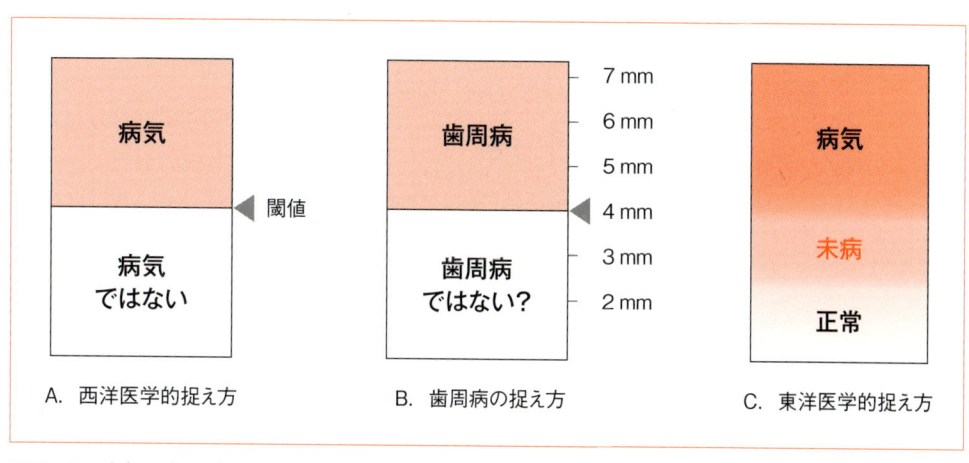

図 5-2　病気の捉え方

　糖尿病は，西洋医学が得意とする閾値で診断される病気ですが，糖尿病発症を予防するためには，その前段階に未病を配置する必要があります．この糖尿病の未病段階こそが，"早期糖代謝異常" なのです．

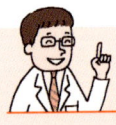 ## Dr.にしだの**勘所**！

　正常と病気は "区別" ではなく "連続" で捉えることが大切です．歯周ポケットを例にとれば，この考え方は合点がいきやすいかもしれません．健康な歯肉から，歯肉炎そして歯周炎に至るまで，すべては連続しています．加えて歯科の場合は，ひとつの口腔内にさまざまな状態を抱えた多数の歯が存在している面白さがあります．疾患の連続的な捉え方は，歯科だからこそ可能なのではないでしょうか？

3　糖尿病診断のための "閾値" はどこから生まれたのか？

　話を進める前に，糖尿病診断基準が生まれた背景を理解しておきましょう．現在の診断基準の根拠は，米国アリゾナ州に居留するピマインディアンという部族を対象にした疫学調査です．もともとこの部族は，アリゾナ砂漠という劣悪な環境下で，川の小魚や砂漠に生息する小動物を蛋白源にした，質素な食事で生き延びてきました．しかし，ダム建設により水脈が絶たれ離農したうえ，近代化の波にさらされた結果，**ピマインディアンは世界で最も肥満症と糖尿病の有病率が高い民族**となってしまったのです．

　このピマインディアンを対象にして，**糖尿病網膜症の発症と各種血糖指標の関係**を検討することで，糖尿病診断のための閾値（絶食時血糖 126 mg/dL 以上，糖負荷 2 時間後血糖 200 mg/dL 以上，HbA1c 6.5% 以上）が決定されました（図 5-3）[1]．

　糖尿病網膜症は，糖尿病患者のみに認められる眼底の細い血管の障害（細小血管障害）です【『歯科のこと』p. 32 参照】．現在の診断基準は，この網膜症が急激に増加しはじめるレベルの閾値に基づいて設定されているのです．

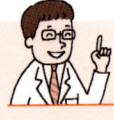 ## Dr.にしだの**勘所**！

　糖尿病の診断基準が，ピマインディアンの網膜症発症閾値に基づいていることは，意外と知られていません．視力に関わる大切な眼底の細い血管が障害を受ける「網膜症」は，糖尿病患者にだけ認められる特殊な合併症です．眼底の血管が出血するという，人体にとってありえない状況が起きる血糖値が，糖尿病の診断基準なのです．このように考えると，診断基準よりも若干低いだけでは，到底安心できませんよね．

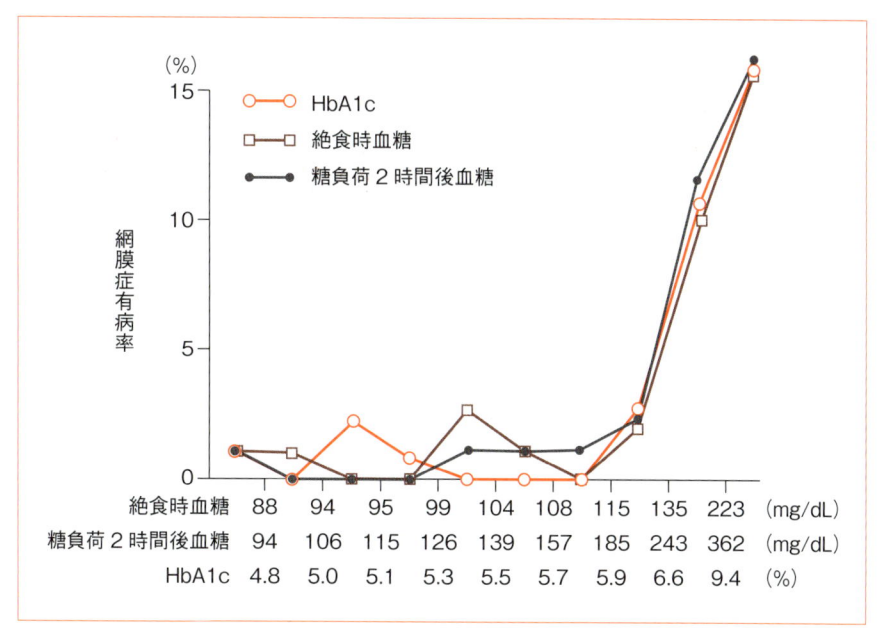

図 5-3　ピマインディアンにおける各種血糖指標と糖尿病網膜症の関係　　（文献 1）

<table>
<tr><td>絶食時血糖</td><td>88</td><td>94</td><td>95</td><td>99</td><td>104</td><td>108</td><td>115</td><td>135</td><td>223</td><td>(mg/dL)</td></tr>
<tr><td>糖負荷 2 時間後血糖</td><td>94</td><td>106</td><td>115</td><td>126</td><td>139</td><td>157</td><td>185</td><td>243</td><td>362</td><td>(mg/dL)</td></tr>
<tr><td>HbA1c</td><td>4.8</td><td>5.0</td><td>5.1</td><td>5.3</td><td>5.5</td><td>5.7</td><td>5.9</td><td>6.6</td><td>9.4</td><td>(%)</td></tr>
</table>

4　糖尿病の未病段階は "前糖尿病"

　もちろん，たとえ高血糖状態が生まれたとしても，短期間で眼底の血管が障害を受けるわけではありません．網膜症発症には，「数年以上にわたり」慢性高血糖状態が続くことが必要です[注2]．

　糖尿病の発症を予防するためには，網膜症発症の閾値でスクリーニングしていては遅すぎることは，言うまでもありません．

　そこで，米国糖尿病学会（ADA：American Diabetes Association）は糖尿病の発症を予防するために「前糖尿病（prediabetes）」という概念を国民に向けて啓発しています（図 5-4）[2]．

　米国では，血糖指標が次の範囲にある人達に対しては，"非糖尿病"ではなく，"前糖尿病"として注意喚起が促されます．

【米国糖尿病学会の前糖尿病判定基準】

・絶食時血糖　100 〜 125 mg/dL
・糖負荷 2 時間後血糖　140 〜 199 mg/dL
・HbA1c　5.7 〜 6.4%

　日本では考えられないほど，厳しい値です．この基準で判断すると，米国民の多くが前糖尿病状態にあることが，明らかになっています（**表 5-1**）[3]．

注2：高血糖を来した全員が，糖尿病網膜症を発症するわけではありません．発症には遺伝背景をはじめとする，さまざまな要因が複雑にからみあっています．

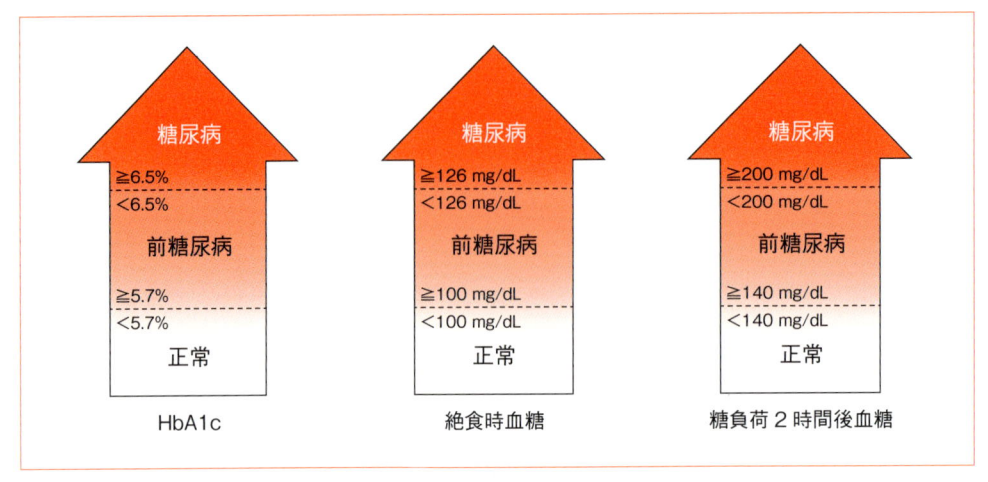

図 5-4　米国糖尿病学会が啓発する前糖尿病　　　　　　　　　　　　（文献 2）

表 5-1　米国の各年代層における前糖尿病有病率

	12 ～ 19 歳	20 ～ 44 歳	45 ～ 64 歳	65 歳以上
前糖尿病有病率	17.8%	26.1%	52.4%	69.9%

（文献 3 より作成）

　なんと，10 代ですでに 18%，20 代で 26%，中年で 52%，高齢者では 70% もの住民が前糖尿病に該当するのです．

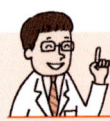

Dr.にしだの勘所！

　日本では，米国糖尿病学会の前糖尿病という概念は採用されていません．代わりに，境界型やメタボリックシンドロームという概念が存在していますが，前糖尿病のような統一性がなく，国民にとってはきわめてわかりにくい状態にあります．『正常・前糖尿病・糖尿病』のほうがはるかに簡明で，国民に伝わりやすいと私は思うのですが・・・．

5 久山町研究が明らかにした日本人の前糖尿病状態

　ここまでは海外のお話でしたが，久山町研究は私たち日本人を対象にして，さらに詳細な解析を行っています[4]．対象者は 1988 年当時，40 ～ 79 歳であった久山町住民 3,227 名です．このうち，ベースライン調査を受診し，参加条件を満たした人数は 1,982 名（住民対象者の 61.4%）．その後，**平均 11.8 年の観察期間中に糖尿病発症の有無がチェックされました**[注3]．

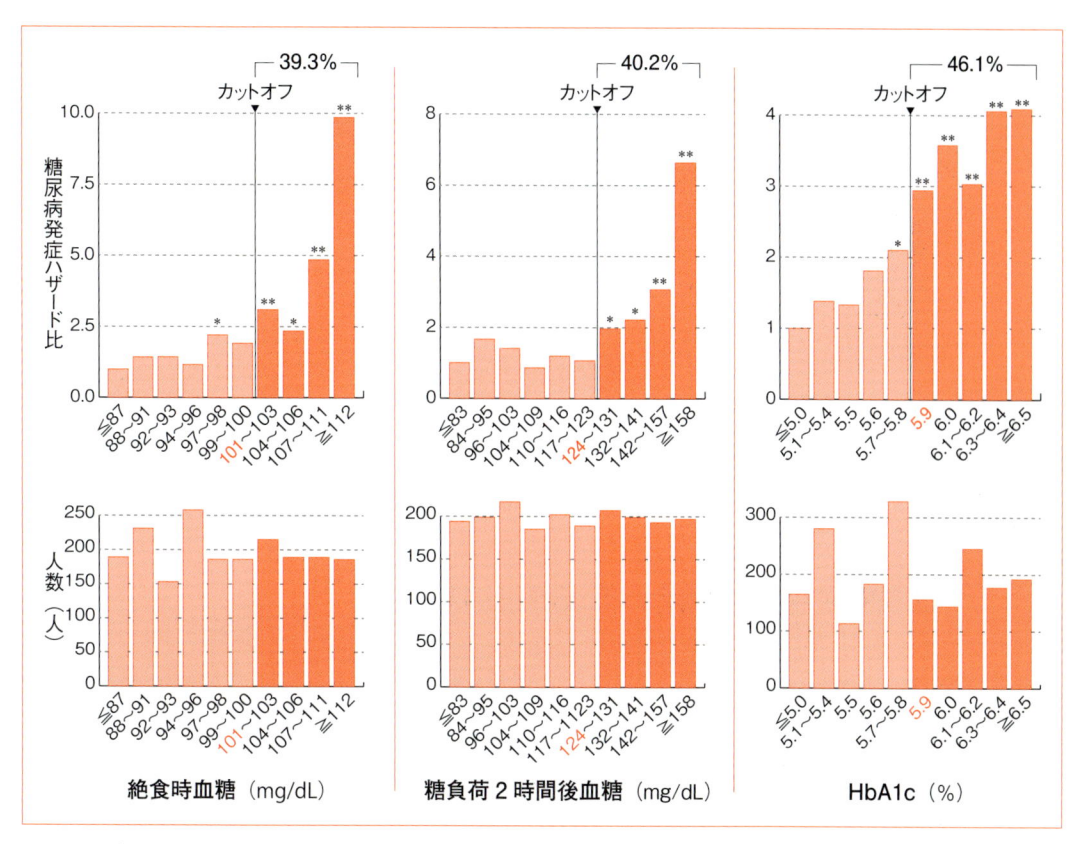

図 5-5 　久山町研究における各種血糖指標と糖尿病発症の関係 　　　　　　　（文献 4 より作成）

調整変数：年齢，性，糖尿病の家族歴，絶食時インスリン，BMI，HDL コレステロール，中性脂肪，高血圧症，アルコール摂取量，喫煙習慣，運動習慣

* $p<0.05$，** $p<0.01$

　　絶食時血糖，糖負荷 2 時間後血糖，HbA1c の値と，多変量調整を行った糖尿病のハザード比の関係をグラフ化したものが図 5-5 です．

　　ROC（Receiver Operating Characterestic）解析から，糖尿病発症に対するそれぞれの血糖指標のカットオフ値（閾値）は次のように計算されました．

【久山町研究による糖尿病発症予測のカットオフ値】

- ・絶食時血糖　101 mg/dL 以上
- ・糖負荷 2 時間後血糖　124 mg/dL 以上
- ・HbA1c　5.9% 以上

　　絶食時血糖は米国糖尿病学会の前糖尿病の定義とほぼ同じですが，ほかの 2 つは違う値を示しています．HbA1c は 5.9% と 0.2 ポイント高値ですし，糖負荷 2 時間後血糖は 124 mg/dL とかなり低い値になっています．

注 3：久山町研究は，約 12 年にも及ぶ観察期間の間，90.9% という驚異的なフォローアップ率を誇っています．

　注目すべきは，これらのカットオフ値以上に該当する住民の比率です．絶食時血糖 101 mg/dL 以上は全体の 39.3%，糖負荷 2 時間後血糖 124 mg/dL 以上は 40.2%，HbA1c 5.9% 以上は 46.1% ですから，今後 12 年の間に糖尿病を発症する可能性が高い住民は全体の 4 割以上にも達するのです．

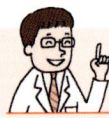

Dr.にしだの勘所！

　久山町研究によれば，40 歳以上の約 4 割が糖尿病発症のリスクにさらされています．歯科外来も例外ではありません．ユニットに座った患者さんの 2 人に 1 人は，前糖尿病もしくは糖尿病と覚悟して治療に臨みましょう．

6　日本糖尿病学会が定める境界型の問題

　ここで，日本糖尿病学会が定める糖尿病の未病状態をみてみましょう．同学会は，"境界型" という概念を次のように定義しています[5]．

【日本糖尿病学会による境界型の定義】

- 絶食時血糖　110 ～ 125 mg/dL
- 糖負荷 2 時間後血糖　140 ～ 199 mg/dL

　HbA1c への言及はありませんが，糖負荷 2 時間後血糖については米国糖尿病学会の前糖尿病と全く同じ範囲です．最も大きな違いは絶食時血糖であり，米国糖尿病学会の基準値や久山町研究で明らかになったカットオフ値よりも，10 mg/dL 高い値が設定されています（図 5-6）．

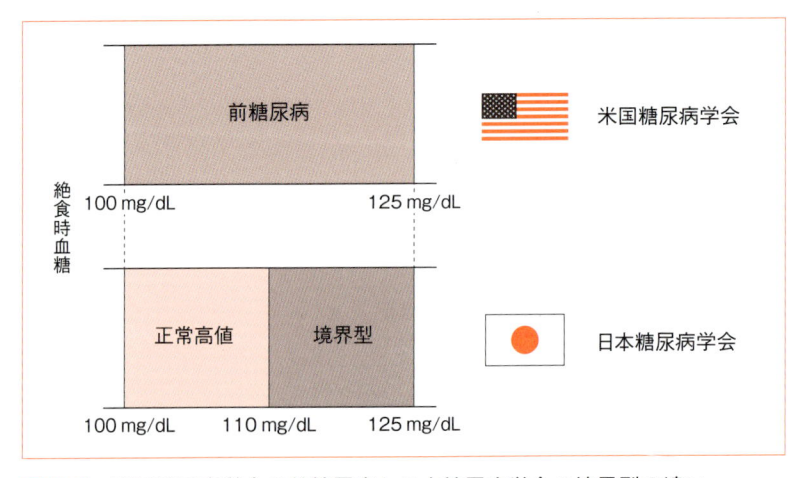

図 5-6　米国糖尿病学会の前糖尿病と日本糖尿病学会の境界型の違い

米国では，絶食時血糖 100 mg/dL から前糖尿病に該当するのに対し，日本では**絶食時血糖 100 〜 109 mg/dL は"正常高値"とみなされ，境界型には含まれていません**．

正常高値という言葉自体が，"正常と異常高値が混在する"矛盾したものですし，久山町研究の結果から考えますと，**本来は米国のように絶食時血糖 100 mg/dL 以上を未病として捉えるべきでしょう**．

7 未病の段階から脳心血管疾患は増えはじめる

糖尿病発症前の早期糖代謝異常が全身に及ぼす影響については，久山町研究の 1 つが興味深い事実を明らかにしています[6]．40 〜 79 歳の久山町住民 2,851 名（平均年齢 58.8 歳）を 7 年間にわたり追跡したところ，144 名が死亡し，このうち 95 名（66.0%）が病理解剖に付されました．最終的な追跡率は，なんと 100% だったそうです．この世界一精緻な研究方法により，ベースライン調査時の HbA1c と脳心血管疾患[注4] 発症率の関係が明らかになったのです（図 5-7）．

糖尿病領域である HbA1c 6.5% 以上でハザード比が上昇するだけでなく，**HbA1c 5.5% という未病の段階から脳梗塞のハザード比が 3.6 倍に上昇している**点に注意が必要です．心血管病の場合も，HbA1c が 5.5% を超えるとハザード比が 2 倍に増える傾向が認められています．

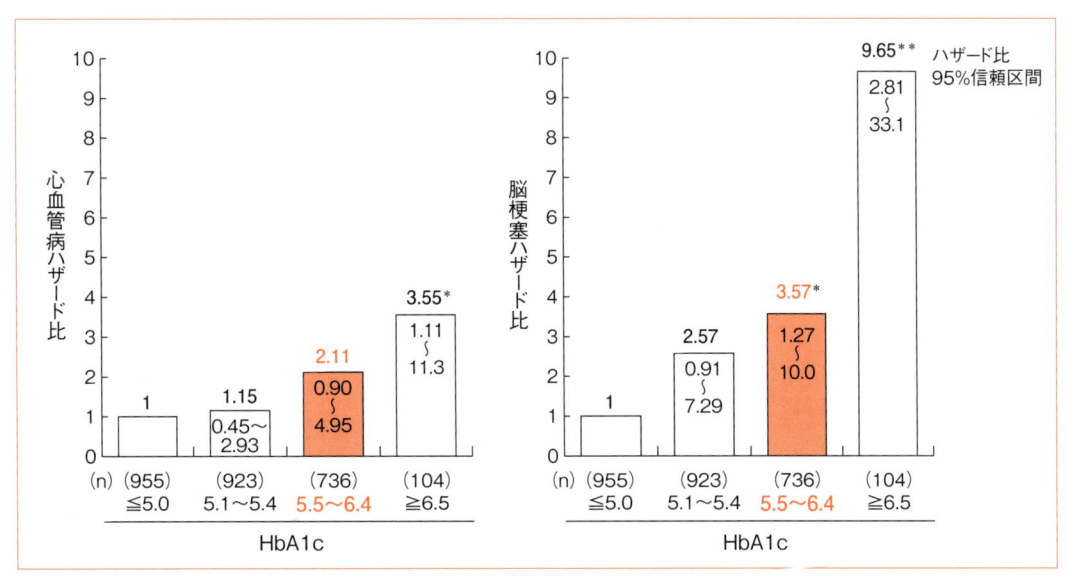

図 5-7 HbA1c と脳心血管疾患ハザード比の関係　　　　　　　　（文献 6 より作成）
調整変数：年齢，性，高血圧症，心電図異常，BMI，総コレステロール，HDL コレステロール，喫煙習慣，アルコール摂取量，運動習慣
* $p<0.05$，** $p<0.01$ vs HbA1c ≦ 5.0%

注 4：**心血管病**：急性心筋梗塞，無痛性心筋梗塞，症状発現後 1 時間以内の心突然死，冠動脈バイパス術もしくは血管形成術が実施された冠動脈疾患，**脳血管疾患**：脳梗塞，脳出血

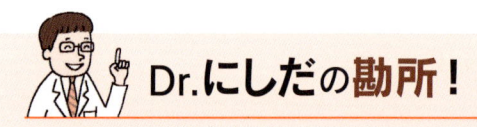

「HbA1c 5.5% 以上」で，脳梗塞や心筋梗塞の発症リスクが高まることは，医師ですら知らない事実です．先程の糖尿病発症を追跡した久山町研究では，糖尿病発症を予測する HbA1c カットオフ値は 5.9% でした（図 5-5 参照）．糖尿病を発症するはるか以前であっても，わずかな血糖上昇が全身の血管に障害を与えはじめることを知っておきましょう．

8　HAPO スタディが明らかにした極早期糖代謝異常の恐ろしさ

　次は視点を変え，"妊産婦" をとおして極軽度の糖代謝異常がもたらす恐ろしさを理解しましょう．

　1991 年，HAPO スタディ（Hyperglycemia and Adverse Pregnance Outcomes：高血糖による周産期合併症の研究）という衝撃的な研究結果が発表されました[7]．妊婦の糖代謝異常に対するアプローチは，この当時まで "出産後の糖尿病発症" が指標にされていましたが，新たに "周産期合併症" を考慮するようになったのです．

　国際的に統一された診断基準を作成するため，**世界 9 カ国の 15 施設が参加し，25,505 名の妊婦を対象にした，周産期合併症の無作為比較試験**が実施されました．

　妊娠 24 ～ 32 週の時点で全例に 75 g ブドウ糖負荷試験を実施し，著しい異常値[注5] を示した症例は除外されています．最終的に，23,316 名について血糖値に関する全データを関係者には伏せたうえで，周産期合併症の評価が行われました．

　絶食時血糖，糖負荷 1 時間後血糖，糖負荷 2 時間後血糖は，それぞれ **7 つの血糖区分**で解析が行われています（**表 5-2**）．

表 5-2　HAPO スタディの血糖区分

血糖区分 1 を基準として解析されたが，その値の低さに注目．

血糖区分	絶食時血糖 （mg/dL）	糖負荷 1 時間後血糖 （mg/dL）	糖負荷 2 時間後血糖 （mg/dL）
1	＜ 75	≦ 105	≦ 90
2	75 ～ 79	106 ～ 132	91 ～ 108
3	80 ～ 84	133 ～ 155	109 ～ 125
4	85 ～ 89	156 ～ 171	126 ～ 139
5	90 ～ 94	172 ～ 193	140 ～ 157
6	95 ～ 99	194 ～ 211	158 ～ 177
7	≧ 100	≧ 212	≧ 178

（文献 7 より作成）

注5：糖負荷 2 時間後血糖 200 mg/dL 以上，絶食時血糖 105 mg/dL 以上，随時血糖 200 mg/dL 以上，血糖 45 mg/dL 以下

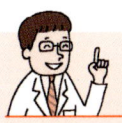

Dr.にしだの勘所！

　HAPO スタディの血糖区分をよくみてください（表5-2）．絶食時血糖は 100 mg/dL 未満を 6 分割し，最大の区分 7 は 100 mg/dL 以上です．そして，80 mg/dL 台，90 mg/dL 台という低値であっても，胎児や母体には明らかな悪影響が及んでいます．本当に健康な妊婦さんの絶食時血糖は「70 mg/dL 前後」なのです．妊婦の血糖値は低値を示すため，この結果をそのまま一般人にあてはめることはできませんが，HAPO スタディは人間本来の血糖値は，驚くほど低いことを教えてくれています．

　すでに紹介してきた，米国糖尿病学会の前糖尿病診断基準や久山町研究で示された糖尿病発症カットオフ値と比べ，**はるかに低い血糖レベルで解析されている**点に着目してください．

　これらの血糖区分において，①在胎週数に対する出生体重が 90 パーセンタイルを超える頻度，②初回帝王切開の頻度，③新生児低血糖の頻度，④臍帯血血清 C ペプチドが 90 パーセンタイルを超える頻度，それぞれについてグラフ化したものが図5-8 です．

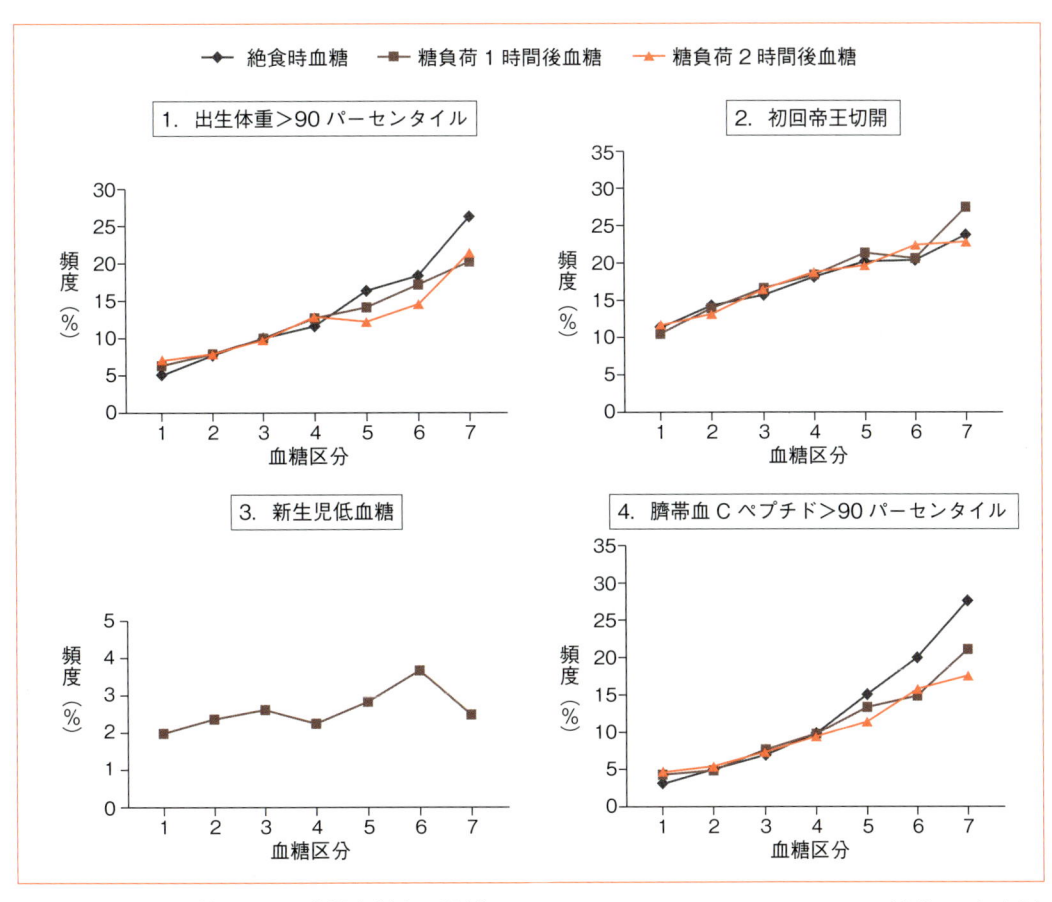

図 5-8　妊婦の血糖区分と周産期合併症の関係　　　　　　　　　　　　（文献 7 より改変）

解析の結果，絶食時血糖は 6.9 mg/dL 上昇するごとに，糖負荷 1 時間後血糖は 30.9 mg/dL 上昇するごとに，糖負荷 2 時間後血糖は 23.5 mg/dL 上昇するごとに，周産期合併症の頻度が有意に増加することが明らかになりました．

　ごくわずかな血糖上昇が，統計学的に有意な周産期合併症の増加につながるのです．

9 妊娠糖尿病の診断基準

　HAPO スタディの研究成果に基づき，2010 年に妊娠糖尿病（GDM：Gestational Diabetes Mellitus）の新しい診断基準が発表されました（表 5-3）[8]．

　妊娠糖尿病は "糖尿病" という名前はついているのですが，両者は全く異なる診断基準に依っています[注6]．

表 5-3　妊娠糖尿病と妊娠中の明らかな糖尿病の診断基準

	妊娠糖尿病	妊娠中の明らかな糖尿病
絶食時血糖	92 mg/dL 以上	126 mg/dL 以上
糖負荷 1 時間後血糖	180 mg/dL 以上	
糖負荷 2 時間後血糖	153 mg/dL 以上	
HbA1c		6.5%以上
判定条件	1 つ以上該当	1 つ以上該当

（文献 8，9 より作成）

　たとえば，妊娠中に見つかった明らかな糖尿病は，絶食時血糖が 126 mg/dL 以上で診断されますが，妊娠糖尿病は 92 mg/dL 以上で診断されるのです．その差は 34 mg/dL にも達しますが，これほど厳しい基準値が妊婦に設定された理由は，先に紹介した HAPO スタディの結果を見れば明らかです．

10 日本における妊娠糖尿病の実態

　Morikawa らが，日本の 205 施設で出産した 237,941 名を調査したところ[10]，糖尿病は 1,796 名（0.8%），妊娠糖尿病は 13,037 名（5.5%）を占めていたことからも，妊娠糖尿病は決して珍しい疾患ではありません．糖尿病も含めれば，**日本の妊産婦の 6.2% は何らかの糖代謝異常を有している**のです．

　Kugishima らは，妊娠糖尿病で出産した 306 名の女性を約 14 カ月間にわたり追跡調査したところ，このうちの 32 名（10.5%）が糖尿病を発症したことを報告しています[11]．

　妊娠糖尿病は周産期合併症だけでなく，母体にも影響を与え，**妊娠糖尿病経験者の 1 割が出産後に糖尿病を発症する危険性がある**のです．

注 6：本来は **"妊娠糖代謝異常症"** という名前がふさわしいでしょう．

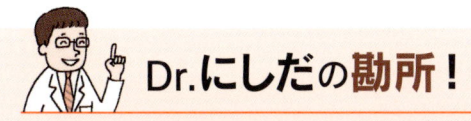

Dr.にしだの勘所！

　名前のために誤解しやすいのですが，「妊娠糖尿病」と「糖尿病」は全く異なる疾患です．歯科外来を訪れる未来のお母さんには，両者は診断基準が違うこと，妊娠糖尿病は赤ちゃんとお母さんを周産期合併症から守るために，きわめて厳しい基準が設けられていることを優しく伝えてあげましょう．

11　歯周病が妊娠糖尿病を誘発する？

　最後に，インドで実施された研究をご紹介します[12]．インドでは，糖負荷試験の2時間後血糖が 140 mg/dL 以上の時，妊娠糖尿病と診断します（DIPSI：The Diabetes in Pregnancy Study group India）．国際統一基準よりも，はるかに厳しい診断基準であることを念頭においてください．

　Kumar らが，584 名の初回妊婦を対象に，歯周検査と 75 g ブドウ糖負荷試験を実施したところ，**57 名（9.8%）の妊婦が妊娠糖尿病（糖負荷 2 時間後血糖 140 mg/dL 以上）**と診断されています．歯周検査の結果，歯周炎が 148 名（25.3%），歯肉炎が 184 名（31.5%），健常な歯肉が 252 名（43.2%）であり，**56.8% もの妊婦が歯周病を合併して**いました（**表 5-4**）．

表 5-4　歯周病の有無と妊娠糖尿病罹患率の関係

	歯周病なし (n=252)	歯肉炎 (n=184)	歯周炎 (n=148)	p
年齢（歳）	23.3±2.8	23.2±2.6	23.1±2.6	0.583
BMI（kg/m^2）	21.1±1.0	21.1±1.0	21.1±1.1	0.910
妊娠糖尿病*の頻度 (%)	4.4	9.2	19.6	0.001

＊糖負荷 2 時間後血糖値 140 mg/dL 以上　　　　　　　　　　　　　　　（文献 12 より作成）

　歯周病を認めない妊婦の妊娠糖尿病罹患率は 4.4% でしたが，歯肉炎の妊婦で 9.2%，歯周炎の妊婦で 19.6% と，**妊娠糖尿病罹患率は歯周病合併者で有意に上昇していたの**です．

　この事実は，"未来の母親"に対して，徹底した歯肉炎・歯周炎の管理を行うことで，歯科の力で妊娠糖尿病の発症を予防できる可能性を示唆しています．

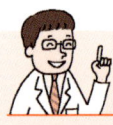

Dr.にしだの勘所！

　インドの研究から明らかになったように，妊婦さんが歯肉炎や歯周炎を放置してしまうと，妊娠糖尿病を併発してしまう危険性があります．そして妊娠糖尿病の女性には，ある共通点があります．それは「お菓子や菓子パンなどのスイーツが大好き」であること．それでなくても妊婦さんは，ホルモンバランスの関係から妊娠関連歯肉炎を起こしやすいのに，糖質過多の間食を多量に摂取すれば，いとも簡単に歯肉出血を来してしまいます．妊婦さんはもちろんのこと，妊娠可能年齢にある女性の歯肉炎は要注意です．歯肉炎への保健指導を通して，健全な出産に導いてあげましょう．

12 早期糖代謝異常に関わる糖尿病予防認定歯科衛生士

　正常から未病，未病から糖尿病へのつながりは，絶食時血糖という指標が最も捉えやすく，妊娠糖尿病と糖尿病をつなぐ部分には，米国糖尿病学会の前糖尿病がしっくりと収まります．そこで，ここまでの全体像を図 5-9 にまとめてみました．

　問題は，早期糖代謝異常の人々に，誰がどのようにして介入するのかという点にあります．冒頭で説明したとおり，疾病保険に縛られた医科ができることは限られています．**歯周治療で糖代謝が改善するのであれば，早期糖代謝異常の人々に，最も効果的に介入でき**

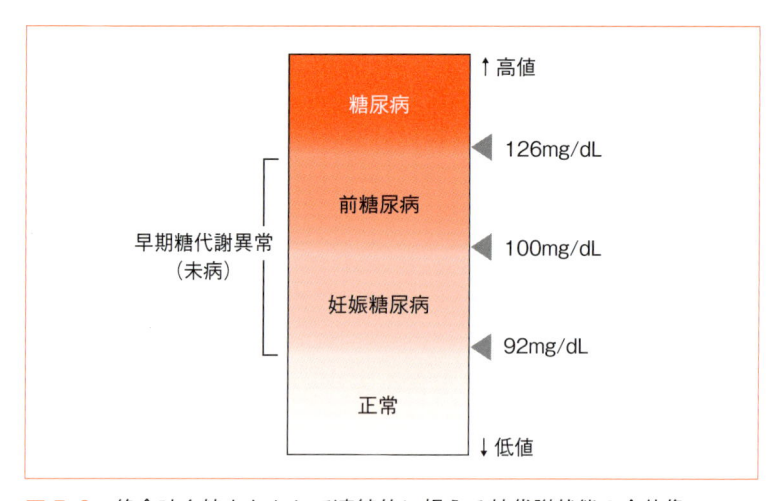

図 5-9　絶食時血糖をとおして連続的に捉える糖代謝状態の全体像
糖尿病における未病は早期糖代謝異常であり，具体的には妊娠糖尿病と前糖尿病から構成される．正常から糖尿病まで，糖代謝状態は 3 種類の閾値を介して，連続的につながっている．

る職種は歯科医療従事者しかいないでしょう.

　この考えを実際に具現化したものが，2016年に日本歯科衛生士会が創設した "糖尿病予防認定歯科衛生士" です.

　日本歯科衛生士会は，「糖尿病予防の口腔保健指導及び管理にかかる専門的な知識・技能を習得し，地域社会に貢献できる医学的・歯学的知識と口腔保健学的技能を有する歯科衛生士」の育成を目指し，本認定制度を策定しました.

　世界最先端ともいえる糖尿病予防認定歯科衛生士の活躍は，医科にはできなかった早期糖代謝異常への効果的介入を可能にすることでしょう.

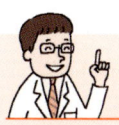
Dr.にしだの勘所！

　内閣府が発表している骨太方針は「徹底した予防」の必要性を説いています.『糖尿病予防認定歯科衛生士』は，まさに国が求める理想の予防モデルといえるでしょう. 医科の世界に，糖尿病療養指導士はありますが，糖尿病予防指導士はありません. 大英断を下された日本歯科衛生士会には，頭が下がるばかりです.

■ 参考文献

1）McCance DR et al.: Comparison of tests for glycated haemoglobin and fasting and two hour plasma glucose concentrations as diagnostic methods for diabetes, BMJ 308(6940):1323-1328, 1994.

2）American Diabetes Association: Diagnosing Diabetes and Learning About Prediabetes. (http://www.diabetes.org/diabetes-basics/diagnosis/)

3）Menke A et al.: Contributions of A1 c, fasting plasma glucose, and 2-hour plasma glucose to prediabetes prevalence: NHANES 2011-2014, Ann Epidemiol, 28(10): 681-685, 2018.

4）Mukai N et al.: Cut-off values of fasting and post-load plasma glucose and HbA1c for predicting Type 2 diabetes in community-dwelling Japanese subjects: the Hisayama Study, Diabet Med, 29(1): 99-106, 2012.

5）日本糖尿病学会: 糖尿病治療ガイド 2018-2019. 文光堂，東京，2018.

6）Ikeda F et al.: Haemoglobin A1 c even within non-diabetic level is a predictor of cardiovascular disease in a general Japanese population: the Hisayama Study, Cardiovasc Diabetol, 12: 164, 2013.

7）HAPO Study Cooperative Research Group et al.: Hyperglycemia and adverse pregnancy outcomes, N Engl J Med, 358(19): 1991-2002, 2008.

8）International Association of Diabetes and Pregnancy Study Groups Consensus Panel: International association of diabetes and pregnancy study groups recommendations on the diagnosis and classification of hyperglycemia in pregnancy, Diabetes Care, 33(3): 676-682, 2010.

9）日本糖尿病妊娠学会と日本糖尿病学会との合同委員会: 妊娠中の糖代謝異常と診断基準の統一化について，2015.

10）Morikawa M et al.: Perinatal mortality in Japanese women diagnosed with gestational diabetes mellitus and diabetes mellitus, J Obstet Gynaecol Res, 43(11): 1700-1707, 2017.

11）Kugishima Y. et al: Risk factors associated with the development of postpartum diabetes in Japanese women with gestational diabetes, BMC Pregnancy Childbirth, 18(1): 19, 2018.

12）Kumar A et al.: Association between periodontal disease and gestational diabetes mellitus-A prospective cohort study, J Clin Periodontol, 45: 920-931, 2018.

第VI編

歯科医科連携が
この国を変える

　本書の最後は，糖尿病と歯周病を中心においた，歯科と医科の連携について考察します．昨今，さまざまなテーマの医科歯科連携が話題になっていますが，糖尿病領域は先進的で独自の取り組みを行っています．その内容は，世界最先端を誇っていると言ってよいでしょう．

　糖尿病領域における，歯科医科連携[注1]の全体像を把握することで，医科，内閣府，厚生労働省，日本糖尿病学会，そして日本糖尿病協会から歯科に向けた，大いなる期待の高まりがみえてくることでしょう．

1 医科から歯科への期待

最初に医科からの期待をご紹介しましょう．

1 日本医師会雑誌が日常的口腔ケアの特集記事を掲載

　2015 年，日本医師会雑誌上で『日常診療に必要な口腔ケアの知識』という，珍しい特集が組まれました（図 6-1）[1]．

　本特集冒頭の座談会において，丹沢秀樹教授（千葉大学歯科顎口腔外科）からの報告による衝撃的なデータが紹介されています（図 6-2）．

　これは，千葉大学医学部附属病院で実施された歯科介入試験であり，2004 年 1 月〜2013 年 10 月までの 9 年 10 カ月間，同病院の歯科顎口腔外科・消化器外科・心臓血管外科の手術症例，歯科顎口腔外科の放射線治療症例，小児科・血液内科の化学療法症例に対

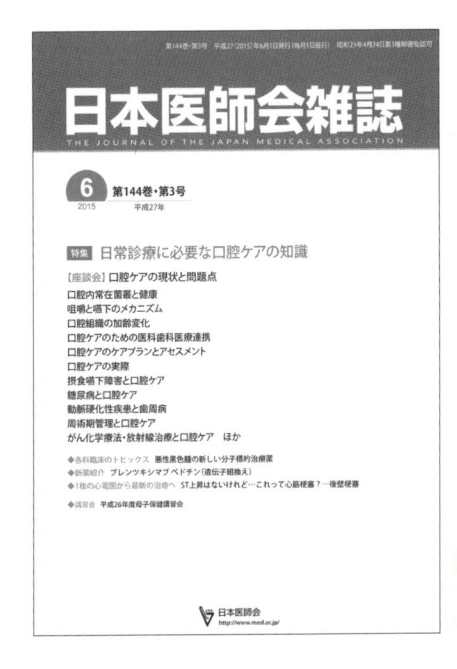

図 6-1　日本医師会雑誌で特集された『日常診療に必要な口腔ケアの知識』

注 1：なぜ医科歯科連携ではなく，歯科医科連携なのか？　その理由は，のちほど登場します．

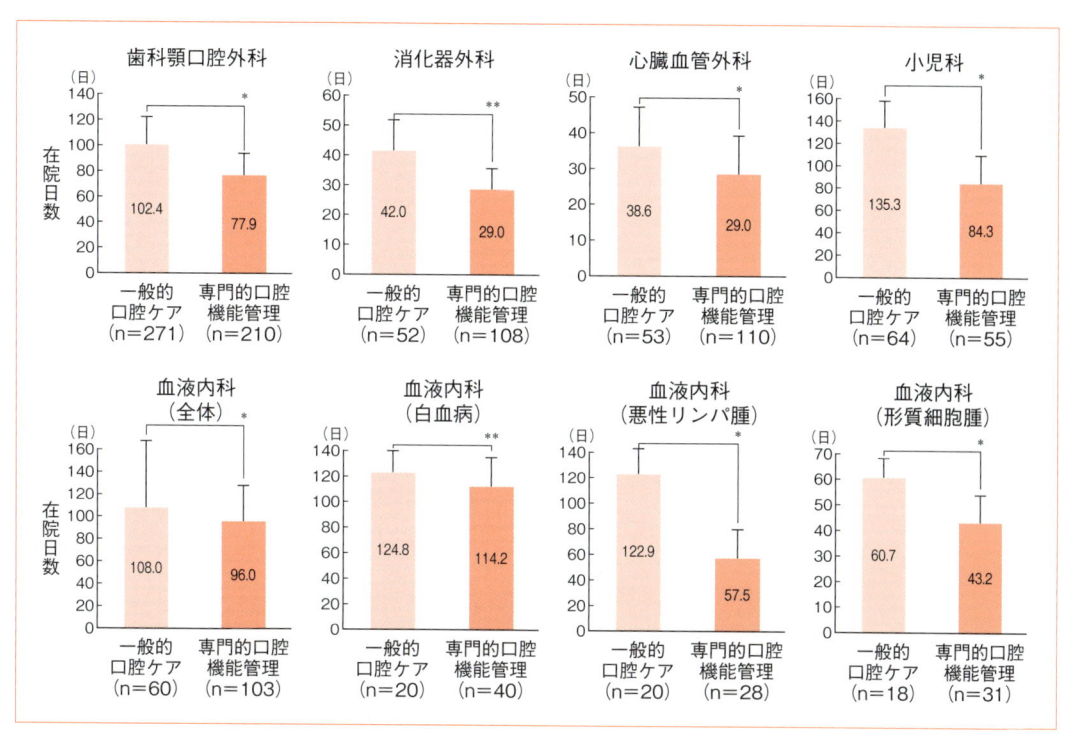

図 6-2 専門的口腔機能管理による在院日数短縮効果 （文献 2 より改変）
* *p*<0.05, ** *p*<0.01

して，一般的口腔ケアを実施した場合と，専門的口腔機能管理を行った場合における在院日数の違いを検討したものです[2]．

前者は「主に看護師により実施されてきた，口内清拭など一般的な口腔ケア」をさし，後者は「歯科医師により診査計画され，歯科医師・歯科衛生士により実施された専門的口腔機能管理」をさします．

図 6-2 から明らかなとおり，全科において専門的口腔機能管理群の在院日数は一般的口腔ケアに比べて有意に短縮しています．悪性リンパ腫の化学療法症例に至っては，非管理群の 4 カ月に対して管理群は 2 カ月と，在院日数は半減していました．

手術後や化学療法後に入院期間が延びる時，患者は感染症を併発している場合がほとんどです．感染症の併発がなければ患者は最短日数で退院できますが，ひとたび併発すると遷延化しやすく治療に抵抗するため，入院期間は次第に延びていくのです．

術後の抗菌薬投与期間についても検討されていますが，口腔悪性腫瘍患者の術後抗菌薬投与期間は，一般的口腔ケアの場合 9.9 日であったのに対し，専門的口腔機能管理の場合は 5.6 日と有意に短縮していました（図 6-3）．

同研究では医療費の検討は行われていませんが，抗菌薬や免疫グロブリン製剤などは高価であるため，両群の医療費を比較すれば，大きな差が生まれているものと予想されます．

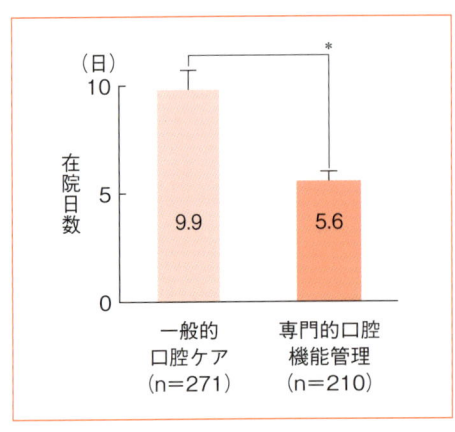

（日）

在院日数

10

5

0

9.9　一般的口腔ケア（n=271）

5.6　専門的口腔機能管理（n=210）

*

図6-3　専門的口腔機能管理による口腔悪性腫瘍術後の抗菌薬投与期間短縮効果　（文献2より改変）
*$p<0.05$

日本医師会雑誌は，17万人を超える会員に配布される日本最大級の医学総合雑誌です．この**日本医師会雑誌で口腔ケアの重要性が語られ，医科による一般的口腔ケアと歯科による専門的口腔機能管理の圧倒的差が示された**ことは，きわめて意義深いといえるでしょう．

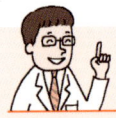

Dr.にしだの勘所！

　私は医師や看護師向けの講演会でも，千葉大学における歯科介入試験の結果を紹介します．この結果は，医科で実施されている一般的口腔ケアと，歯科によるプロフェッショナルケアとの間に，決定的な違いがあることを冷徹に示していますので，当初は医科側の「反感」を買うことを覚悟のうえで発表していました．ところが，講演後の質疑応答や懇親会の場において，医師や看護師から「今日のお話は目からウロコでした．これからは，積極的に歯科へ紹介するようにします！」や「すぐに院長に知らせて，歯科スタッフの必要性を訴えます！」と，多くの方々から素直な共感と感謝をいただいたのです．医科は歯科のことを知らないだけなのです．ひとたび知れば，たちまちにして歯科の理解者と応援団になることを忘れないでください．

2　足利赤十字病院に学ぶ歯科看護連携

　千葉大学の介入研究による華々しい成果は，歯科顎口腔外科の尽力により達成されていますが，このような専門科をもたない一般市中病院はどうすればよいのでしょうか？　この問いに対する答えが，足利赤十字病院から報告されています[3]．

　足利赤十字病院は栃木県西部の足利市に位置し，隣接地域を含め人口80万人の診療圏をもつ中核病院です（555床，紹介率72％，平均在院日数13日以内，黒字経営）．

　2010年10月に，新しく「**リハビリ歯科**」が開設され，歯科医師1名と歯科カート

1台による病棟での口腔内検診・処置がスタートしました.

2011年より,歯科による病棟口腔ケアが本格化し,**看護師教育も開始**されました.同年11月には,歯科衛生士2名が増員され,診療環境も歯科カート3台と歯科ユニット1台に増設されています.この時より,看護師による口腔ケア・アセスメントが開始されています(その後人員と診療環境はさらに増強され,専任歯科医師は3名).

特に目を引くのは歯科による教育システムであり,看護師やリハビリテーションスタッフを対象にした講義と実習が継続的に運営されています.“歯科看護連携”により,**看護師による入院患者の口腔ケア・アセスメント実施率は,2014年より毎年100%**を達成しています.

この教育成果はさまざまな場面で効果を発揮しており,例えば,**がん周術期患者789名**[注2]**の術後肺炎併発は,わずかに3名(0.4%)**だったそうです.

脳卒中患者の誤嚥性肺炎発症率については,当初は年間12.3%であったのに対し,リハビリ歯科チームの介入と口腔ケア・アセスメントの実施後は改善し,2017年は5.7%まで低下していました(図6-4).

ちなみに,2015年に発表されたメタ解析研究によると(64本の研究論文,対象患者数639,953名)[4],脳卒中関連肺炎の発症率は14.3%(95%信頼区間13.2〜15.4)であったことが報告されていますので,足利赤十字病院の5.7%はその半分以下であることがわかります.

小松本院長による医療経営面での試算は,驚くべき内容です.**脳卒中患者が誤嚥性肺炎**

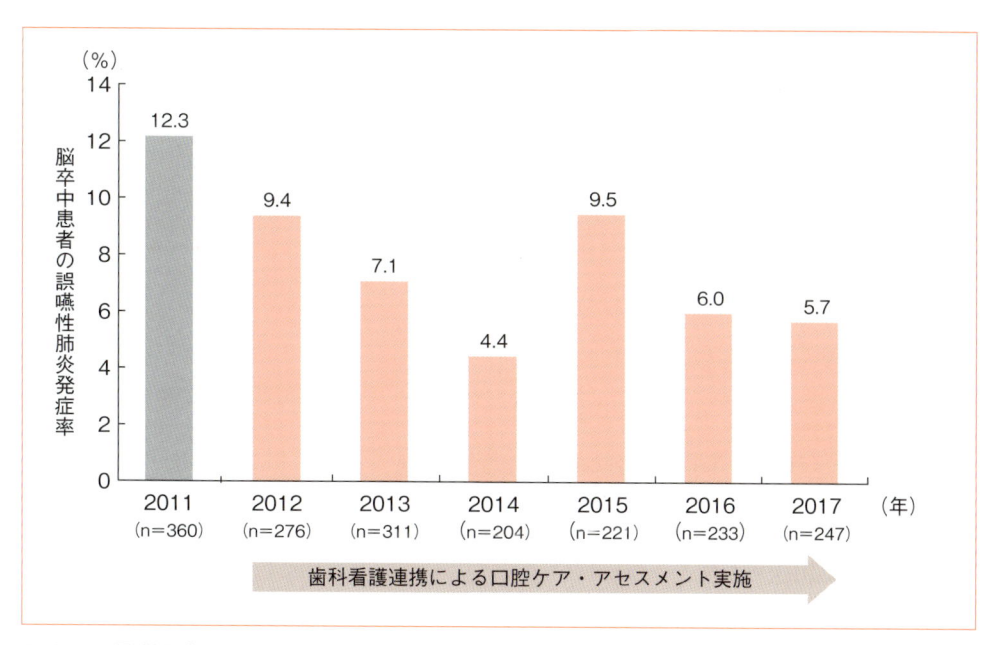

図6-4 足利赤十字病院における脳卒中患者の誤嚥性肺炎発症率の年次推移 （文献3）

注2:消化器疾患,産婦人科疾患,泌尿器疾患,頭頸部疾患,呼吸器疾患,肝胆膵疾患など複数の診療科の全がん周術期患者.

を併発すると平均在院日数は 57 日でしたが，併発しない場合は 27 日で退院できています．この結果から，ベッドの稼働率倍増による脳卒中患者の新規受け入れは 32 人になり，年間 3,500 万円の増収を見込めるそうです．

さらには，リハビリ歯科介入後，平均在院日数は病院全体で 0.8 日短縮し，入院診療単価は 5,600 円増加．この結果，11 億 3,400 万円の増収になるという試算結果が出ています[注3]．

歯科医師と歯科衛生士による専門的口腔機能管理は，病院における感染症併発予防に絶大な威力を発揮しますが，歯科看護連携による口腔ケア・アセスメントの教育と実施もまた，肺炎発症の軽減を通じて在院日数の短縮や医療経営面の改善をもたらすことがわかります．

『歯科発の医科との連携』がこの国にもたらす恩恵は，途方もないものになることでしょう．

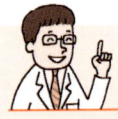 Dr.にしだの勘所！

　足利赤十字病院におけるリハビリ歯科の最も偉大な仕事は「歯科による医科教育」にあると私は考えています．残念ながら，医師や看護師は学生時代に十分な歯科教育を受けていません．ですから，どうしても口腔に関する卒後教育が必要になってくるのです．これからは，歯科医師や歯科衛生士が，医科スタッフに口腔に関する知識と技術を授ける時代になるでしょう．それが 1 日も早い患者さんの退院につながるのですから．

2　内閣府から歯科への期待

　2017 年 6 月 9 日，『経済財政運営と改革の基本方針 2017』が経済財政諮問会議での答申を経て，閣議決定されました[5]．別名『骨太方針』ともよばれるこの方針は，国家経営の方向性を示すものです．この骨太方針中に，次のような記載が盛り込まれました．

> 口腔の健康は全身の健康にもつながることから，生涯を通じた歯科健診の充実，入院患者や要介護者に対する口腔機能管理の推進など歯科保健医療の充実に取り組む．

　なぜ内閣府が，これほど強い歯科界に向けての支援を明文化したのでしょうか？　実

注3：かつて「出来高払い制」であった時代は，入院日数に応じて診療報酬が発生していました．しかし，「DPC（Diagnosis Procedure Combination：診断群分類別包括評価）制度」の導入により，入院期間の延長は利益率の低下につながるようになりました．逆に，平均在院日数を少しでも短縮できれば，利益率の向上につながるのです．

は，この文章が骨太方針に採択されるにあたっては，ある会の知られざる尽力があったのです．

1 歯科口腔医療勉強会

2016年11月7日，山田宏議員（自由民主党 参議院議員）を座長とする「**歯科口腔医療勉強会**」が設立されました．

2017年5月16日，同会の山田議員は，首相官邸にて『歯科口腔医療の充実に関する緊急提言書』を安倍晋三内閣総理大臣に手渡しています．この提言書の中に記載された項目は，次のとおりです[6]．

> ・生涯を通じた歯科健診の充実
> ・入院患者等に対する歯科口腔機能管理の推進
> ・施設等入所者に対する歯科専門職が関わる積極的な口腔管理の介入

先の骨太方針と比べると明らかですが，歯科口腔医療勉強会からの提言がほぼ丸ごと採択されていることがわかります．

そして翌月の6月5日，参議院決算委員会において実に興味深いやりとりが，安倍総理と山田議員の間で交わされました[7]．

> 山田議員：それでは次に，ちょっと趣向を変えまして，今決算の中での医療，健康の問題についてお聞きしておきたいと思います．まず，総理，**総理は定期的に歯医者さん行かれますか，歯が痛くなって行かれますか，どっちでしょう？**
> 安倍総理：**基本的には歯が痛くなってから行くんですが**，最近は痛くなる回数が多いものですから，定期的に近くなっております（一同笑）．
> 山田議員：**駄目なんですよね，それじゃ**（一同笑）．歯が痛くなくても，もう総理ぐらいのお年になれば，私も大体，ちょっと近いんですけれども，**定期的に，痛くなくても歯医者に行って健診受けて，なるべく早く歯周病等を治す必要がある**と思うんですが．

なんと，一国の総理が自虐ネタを披露しながら，"歯科健診の必要性をアピール"する答弁に協力していたのです．この自虐ネタ披露の4日後，骨太方針が閣議決定されていることから，安倍総理と山田議員のやりとりは，あらかじめ打ち合わせされたものに違いありません．

歯科医療の充実を国家経営方針に組み込むために，裏方ではこのような努力がなされていたのです．

翌2018年の6月1日，同会は再度『歯科保健医療充実に関する緊急提言2018』を安倍総理に提言しました．6月15日に閣議決定された『経済財政運営と改革の基本方針2018（骨太方針2018）』では，その要望内容がほぼ満額回答で盛り込まれています[8]．

> 口腔の健康は全身の健康にもつながることから，生涯を通じた歯科健診の充実，入院患者や要介護者をはじめとする**国民に対する**口腔機能管理の推進，**地域における医科歯科連携の構築**など歯科保健医療の充実に取り組む．

骨太方針 2017 では，入院患者や要介護者に限定されていた口腔機能管理の対象が"国民に拡大"されたうえに，"地域における医科歯科連携の構築"が新たに加わったのです．

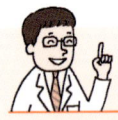 Dr.にしだの**勘所**！

　骨太方針の生みの親である経済財政諮問会議では，「徹底した予防投資や積極的な未病への介入」が真剣に議論されています．予防歯科という言葉はありますが，予防内科はありません．この事実ひとつをとっても，歯科医療が予防に直結する存在であることは明らかです．だからこそ，歯科口腔医療研究会は内閣に働きかけ，骨太方針の中に「口腔の健康は全身の健康にもつながる」という名文を刻んだのです．

3 ｜ 厚生労働省から歯科への期待

　骨太方針の影響も多分にあったのではないかと思うのですが，厚生労働省も内閣府の動きに歩調を合わせるように，医科歯科連携推進のために全く新しい診療報酬を誕生させました．

1 厚生労働省が歯科医科連携のために新診療報酬を収載

　平成 30（2018）年度の診療報酬改定において，『診療情報連携共有料』とよばれる新たな診療報酬が，**歯科診療報酬点数表と医科診療報酬点数表に同時に収載**されたのです[9]．歯科点数表側の解説からみてみましょう．

> 【歯科診療報酬点数表 B011 診療情報連携共有料】
> (1) 診療情報連携共有料は，医科の保険医療機関と歯科の保険医療機関の間で診療情報を共有することにより，質の高い診療が効率的に行われることを評価するものである．
> (2) 慢性疾患を有する患者又は歯科診療を行う上で特に全身的な管理の必要性を認め検査結果や診療情報を確認する必要がある患者において，当該患者の同意を得て，別の保険医療機関に当該患者の診療情報の提供を文書により求めた場合に算定する．
> (3) 当該別の保険医療機関に対して，診療情報の提供を求めるに当たっては，次の事項を記載した文書を患者又は当該別の保険医療機関に交付する．また，交付した文書の写しを

診療録に添付すること.

　イ　患者の氏名，生年月日，連絡先

　ロ　診療情報の提供依頼目的（必要に応じて，傷病名，治療方針等を記載すること）

　ハ　診療情報の提供を求める医療機関名

　ニ　診療情報の提供を求める内容（検査結果，投薬内容等）

　ホ　診療情報の提供を依頼する保険医療機関名及び担当医名

(4)　診療情報連携共有料を算定するに当たっては，保険医療機関と連携を図り，必要に応じて問い合わせに対応できる体制（窓口の設置など）を確保していること.

(5)　保険医療機関ごとに患者1人につき，診療情報の提供を求めた日の属する月から起算して3月に1回に限り算定する.

(6)　区分番号B009に掲げる診療情報提供料（I）により紹介した月から起算して3月以内に，同一の保険医療機関に対して当該患者の診療情報の提供を求めた場合において，診療情報連携共有料は別に算定できない.

　　まず最初に，『診療情報連携共有料は医科と歯科の間で診療情報を共有することにより，質の高い診療が効率的に行われることを評価するもの』と定義されています.

　　次にその対象は『慢性疾患を有する患者』と明記されています. 慢性疾患の代表が糖尿病であることは，いうまでもありません.

　　算定するための条件として『検査結果や診療情報を確認する必要がある』こと，そして『当該患者の同意を得ている』ことが掲げられている点に注意してください.

　　医科側に診療情報の提供を求める場合は，基本事項のほかに『検査結果や投薬内容』について照会するよう，具体的に明記されている点が重要です. その行間を読み解けば，「口腔は全身とつながっているのであるから，これからの歯科は，医科で実施された検査結果や患者が内服している投薬内容についても把握するように」という，厚生労働省の強いメッセージが浮かび上がってきます.

　　3月に1回に限り算定するということは，『必要があれば3カ月に1回算定できる』ことを意味しています. ただし，過去3カ月以内に診療情報提供料を算定している場合，診療情報連携共有料は活用できません.

　　次に，医科点数表側の解説です.

【医科診療報酬点数表 B010-2 診療情報連携共有料】

(1)　診療情報連携共有料は，歯科診療を担う別の保険医療機関との間で情報共有することにより，質の高い診療が効率的に行われることを評価するものであり，歯科診療を担う別の保険医療機関からの求めに応じ，患者の同意を得て，当該患者に関する検査結果，投薬内容等の診療情報を提供した場合に，提供する保険医療機関ごとに3月に1回に限り算定する.

(2)　診療情報を提供するに当たっては，次の事項を記載した文書を作成し，患者又は提供す

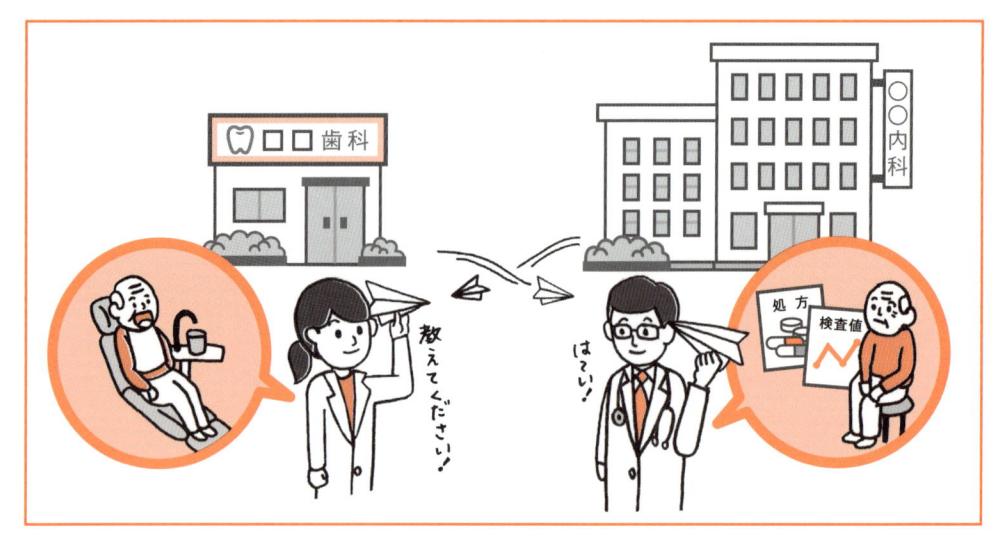

図6-5　診療情報連携共有料は歯科からの投げかけによって始まる

　　る保険医療機関に交付する．また，交付した文書の写しを診療録に添付すること．

　ア　患者の氏名，生年月日，連絡先

　イ　診療情報の提供先保険医療機関名

　ウ　提供する診療情報の内容（検査結果，投薬内容等）

　エ　診療情報を提供する保険医療機関名及び担当医師名

（3）診療情報連携共有料を算定するに当たっては，歯科診療を担う別の保険医療機関と連携を図り，必要に応じて問い合わせに対応できる体制（窓口の設置など）を確保していること．

（4）同一の患者について，同一の保険医療機関に対して紹介を行い区分番号「B009」診療情報提供料（I）を算定した月においては，診療情報連携共有料は別に算定できない．

　歯科とほぼ同じ内容になっていますが，重要な点は次に示す“3つの算定条件”です．

---

1. 歯科からの求めに応じ
2. 患者の同意を得て
3. 検査結果，投薬内容等の診療情報を提供した場合

　3つの算定条件の中で，医科診療報酬点数表のみに書かれているものが，最初の『歯科からの求めに応じ』です．すなわち，**診療情報連携共有料は歯科から医科への照会によって初めて成立します**（図6-5）．

　連携のキャッチボールは，歯科から手紙を投げかけなければ始まりません．ですから，これは医科から歯科への連携ではなく，歯科から医科への連携，すなわち“歯科医科連携”なのです．本編のタイトルを医科歯科連携ではなく，歯科医科連携とした理由は，ここにあります．

診療情報連携共有料のポイントをまとめます.

> ・慢性疾患患者について，歯科から医科に照会すること
> ・照会の内容は検査結果および投薬内容など
> ・照会した歯科，および返答した医科の双方に 120 点を与える
> ・必要があれば，照会は 3 カ月に 1 回行うことができる

　ここで注意すべきことは，従来の診療情報提供料（250 点）との違いです．診療情報提供料は「患者を紹介」した場合のみ算定が許されており，患者紹介を伴わない場合は算定できません．しかし，診療情報連携共有料の場合は，患者紹介の有無にかかわらず，歯科からの照会に返答すれば算定することが可能になりました．しかも，必要があれば 3 カ月以上の間隔で照会・返答を繰り返すことができるのです.

　従来は，医科が歯科から照会を受けた時，診療情報提供料が算定できないため無報酬で返信していた現状がありました．厚生労働省は，このような実態も把握したうえで，新たに診療情報連携共有料を用意したものと考えられます.

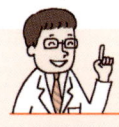 ## Dr.にしだの勘所！

　歴史的な誕生を果たした診療情報連携共有料ですが，運用されなければ意味がありません．大切なことは「歯科から医科への照会をきっかけ」として連携が回り始める点と，「受け手となる医科側が知らなければ連携は頓挫してしまう」という，この 2 点です．照会を行う場合は，あらかじめ相手側の医師に，診療情報連携共有料の意図と運用方法を伝えておきましょう.

2　診療情報連携共有料が意味するもの

　診療情報連携共有料は「慢性疾患をもつ患者さんを中心にして，歯科と医科が全身状態の変化をお互いに見守り合う」ために誕生した診療報酬といえます．具体的なイメージを掴むため，糖尿病モデルで考えてみましょう.

　糖尿病と歯周治療のため，内科医院と歯科医院に通院している A さんがいました．歯周基本治療が終わっても，歯周病がなかなか改善しないため，不思議に思った歯科医院の院長先生が患者さんに尋ねると「実は糖尿病で薬を飲んでいるんです…」という事実が発覚します．それは大変ということで，歯科医院の院長は診療情報連携共有料を活用して，かかりつけ内科医に対して照会を行います.

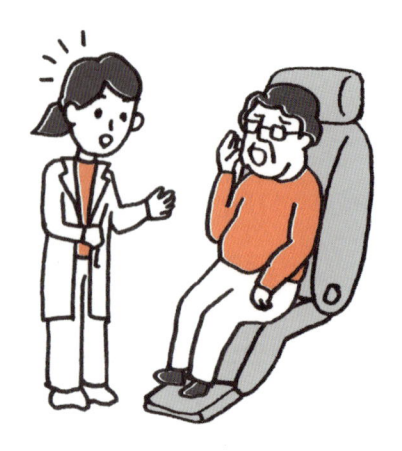

　この問い合わせに対して，内科医は「現在の HbA1c は 8.0% で，3 種類の血糖降下薬を内服中です」と返答します（血液検査結果と処方内容のコピーを添える）．ここで，内科医院でも診療情報連携共有料を算定することができます．

　全身状態と内服状況が把握できた歯科医院の院長と歯科衛生士は，「A さん，歯周病をきちんと治療するとお口の中の炎症が消えて，血糖値まで下がっていくのですよ．お薬も減るかもしれませんから，一緒に頑張りましょう！」と勇気づけを行いながら，改めて歯周治療とブラッシング指導を徹底します．

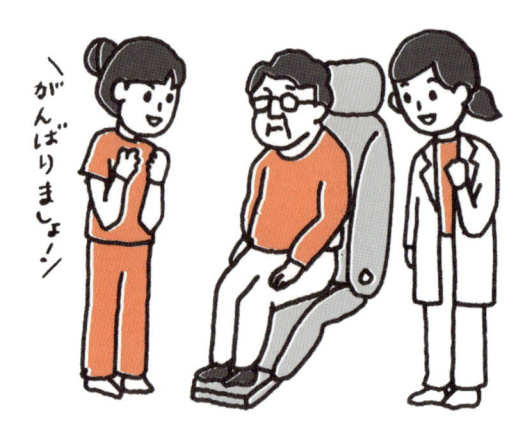

　3 カ月後には，歯肉からの出血が止まり，歯肉の腫脹や口臭も改善しました．かかりつけ歯科医は，「歯周治療とご本人の努力により，歯周病は見違えるほど改善しました．全身の状態と内服状況はいかがでしょうか？」と再度照会を行います．

　これに対して，かかりつけ内科医は「HbA1c は 6.8% まで改善しています．このため，内服薬も今月から 2 剤に減量しました．内服薬の変更はありませんでしたから，歯周治療の効果によるものと思われます．引き続き御加療のほど，よろしくお願いいたします」と，検査結果と処方内容を添えて，返答します．もちろん，3 カ月後の照会・返答についても，お互いに診療情報連携共有料を算定することができます．

　かかりつけ内科医からの返答を受け取った歯科医師と歯科衛生士は，「A さん，よかっ

たですね！糖尿病，見違えるほどよくなっているじゃないですか．お薬も1つ減ってよかったですね．私達も自分の仕事に誇りがもてました，本当に嬉しいです．これからも一緒に頑張りましょうね！」と，Aさんと喜びあうことができることでしょう．

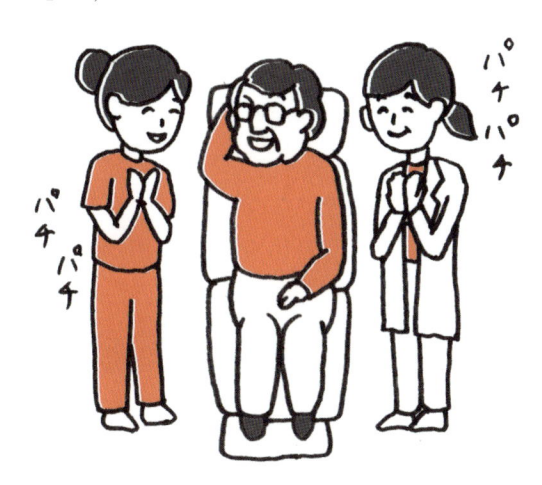

　これまで一般的な歯科診療所では，血液検査を保険適用で行うことができなかったため，患者の全身状態や，歯周治療の裏側で起きている全身の変化を把握することができませんでした．しかし，これからは診療情報連携共有料を活用することで，歯科から医科に対して気軽に照会することが可能になりました．医科側も，検査値と処方内容を添えるだけでよいので，それほど大きな診療業務の負担にはなりません．

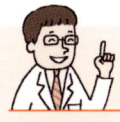 **Dr.にしだの勘所！**

　最近は各種検査機器が小型化し，価格も下がってきたため，歯科外来でもHbA1cや高感度CRPの測定器を備えることが，可能になってきました．しかし，2018年4月からは，高価な検査機器を購入する必要はありません．診療情報連携共有料を活用して，検査結果を医科に問い合わせればよい時代になったのです．手紙のやりとりを通じて，連携先である医師との協力関係がより深まるという利点もあります．

　歯科と医科の双方に負担をかけることなく患者さんの診療情報をやりとりし，歯科側にも全身状態とその変化を把握してもらうための仕組みが，診療情報連携共有料なのです．
　しかし，この素晴らしい仕組みは，全国で活用されなければ意味がありません．さらなる歯科医科連携を推進させるためにも，**歯科外来における積極的な診療情報連携共有料の運用をお願いいたします**．歯科のみなさまが手紙を送らなければ，この連携は始まらないのですから．

4 日本糖尿病協会から歯科への期待

　本編の冒頭でも紹介したとおり，数ある医科歯科連携のテーマの中で，最も精力的な取り組みがなされ，なおかつ実績を上げているものは，"糖尿病領域" といっても過言ではないでしょう．世界を見渡してみても，これほど先進的な連携が実現されている国はほかにありません．

　なぜ，このようなことが可能になったのでしょうか？　実は，糖尿病領域における医科歯科連携推進の背景には，公益社団法人 日本糖尿病協会（事務局 東京都）による強力な支援があるのです．

1 日本糖尿病協会とは

　日本糖尿病協会は，糖尿病を克服し国民の健康の増進に寄与することを目的として，1961 年に創立されました．その活動は，大きく 4 つの事業から構成されています．

> ・糖尿病の予防と療養についての正しい知識の普及啓発
> ・患者・家族と広く予備群の方々への療養支援
> ・国民の糖尿病の予防と健康増進のための調査研究
> ・国際糖尿病連合の一員として糖尿病の撲滅を目的とした国際交流

　会員構成は，患者，医師・歯科医師，コメディカルスタッフ，市民・企業など多岐にわたり，日本でも最大級の医療組織です（会員数 10 万人）．日本糖尿病協会の傘下に，47 都道府県糖尿病協会が存在し，さらにそのもとでは，患者と医療スタッフで作られた約 1,600 の「友の会」が地域に根づいています．

　同会による主な社会貢献として，次の 4 つがありますが，これらはすべて **"歯科の参画"** が配慮されています．

> ・協会オリジナルグッズの配布
> ・糖尿病情報月刊誌『さかえ』の配布
> ・日本糖尿病療養指導学術集会の開催（年 1 回）
> ・登録歯科医制度

　協会オリジナルグッズとしては，糖尿病連携手帳・血糖自己測定自己管理ノート・ID カード・英文カードが用意されており，無料で全国の医療機関に配布されています（図 6-6）．

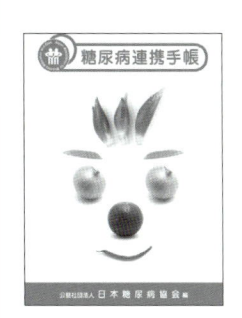

糖尿病連携手帳
検査結果や治療の経過，
合併病などを記録

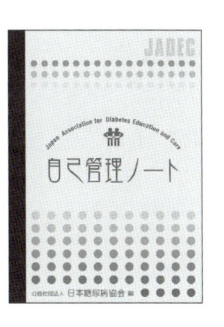

自己管理ノート
血糖自己測定（SMBG）
の結果を記録

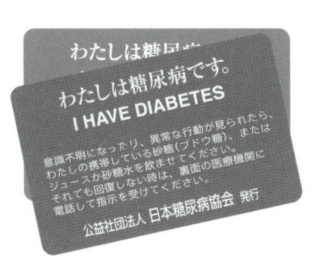

ID カード（1 型・2 型）
低血糖昏睡や交通事故など
の緊急時に，本人が糖尿病
であることや連絡先を確認
する際に使用

英文カード
（Diabetic Data Book）
海外での事故，病気の際に
現地で適切な治療を受ける
ため，渡航時に携帯

図 6-6　日本糖尿病協会オリジナルグッズ

2　糖尿病連携手帳による医科歯科連携

　協会オリジナルグッズの中でも，糖尿病連携手帳の活躍度は別格です．一人の糖尿病患者を支えるために，医科，歯科，眼科，薬局，病院，介護，保健行政など，あらゆる職種がさまざまな場面において，糖尿病連携手帳を活用しています（図 6-7）．

　前著でも解説したとおり【『糖尿病のこと』p.58 参照】，本手帳中における歯科の位置づけは版を重ねるたびに高まっています．2016 年に改定された第 3 版では，歯科の記載ページは眼科とほぼ同等になるまで拡充されました（図 6-7D）．

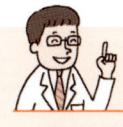 Dr.にしだの勘所！

　糖尿病連携手帳の内容については，日本糖尿病協会のホームページから (https://www.nittokyo.or.jp/modules/patient/index.php?content_id=29)，確認することができます．スタッフと情報共有するために，各歯科外来に実物を 1 冊は用意していただきたいところですが，現時点で歯科の方々が同手帳を入手することは難しい状況にあります．製薬企業主催による医科歯科連携講演会のなかで，参加された歯科関係者に製薬企業が糖尿病連携手帳を配布することがありますので，そのような機会に入手されてもよいでしょう．

　糖尿病連携手帳の発行元は日本糖尿病協会ですが，その費用負担や配布は数十社の医科系協賛企業が担当しています．

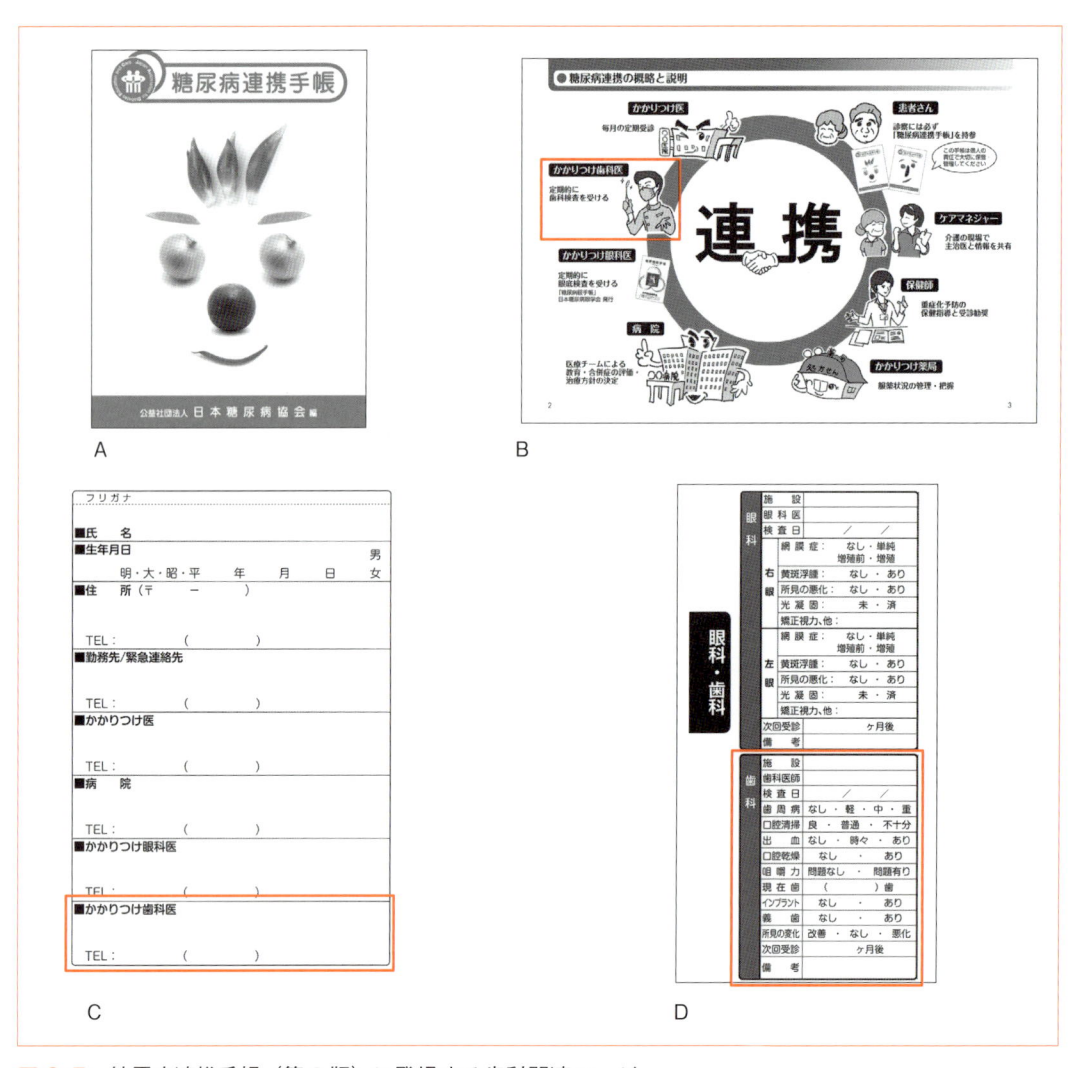

図 6-7　糖尿病連携手帳（第 3 版）に登場する歯科関連ページ

A：糖尿病連携手帳の表紙
B：連携マップ
C：かかりつけ歯科医欄
D：歯科記載ページ

3　歯科外来でも糖尿病連携手帳の提出と配布を

　残念ながら，現時点では全員の糖尿病患者が糖尿病連携手帳を持っているわけではありません．医師によっては，積極的に渡していない場合もあるからです．

　そこで，これからの歯科外来では図 6-8 のようなスタンドを受付に立てて，**積極的に糖尿病連携手帳の提出を患者さんに訴えかけて**はいかがでしょうか．加えて，もしも**患者さんがまだお持ちでなければ，歯科で糖尿病連携手帳を発行する**のです．

　最初，患者さんは「どうして歯科で糖尿病連携手帳が必要なの？」と不思議に思われるかもしれません．しかし，本シリーズ[注4] で解説している内容をわかりやすく伝えてい

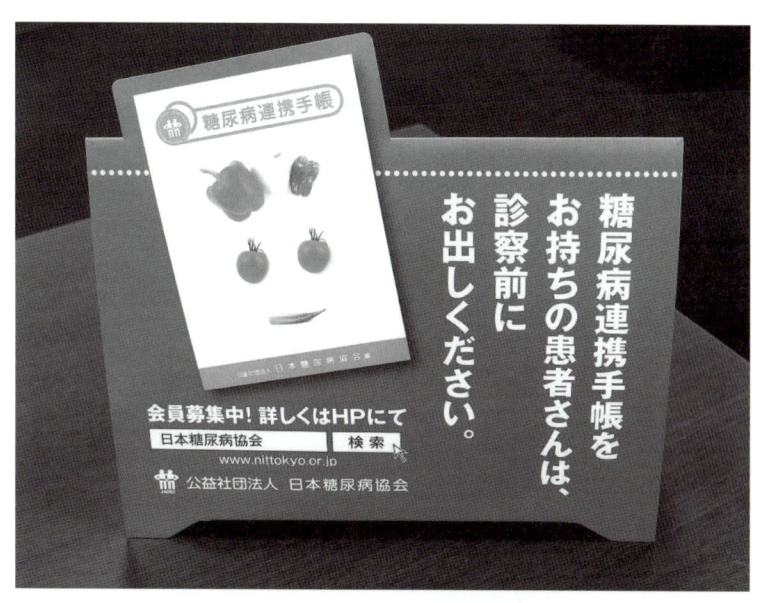

図 6-8 日本糖尿病協会が配布している糖尿病連携手帳スタンド

ただければ，患者さんは必ずやその意味を理解され，「なるほど，だから糖尿病の人は歯周病の治療が大切なのね．これからは，毎回この手帳を持ってきますから，どうかよろしくお願いします！」と気持ちよく提出してくださるはずです．

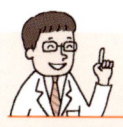 ## Dr.にしだの勘所！

　糖尿病患者は，連携手帳を窓口で提出する習慣が身についています．このため，歯科外来においても受付に連携手帳を預けようとする患者さんが，たくさんいらっしゃるはずです．この時，受付係に連携手帳の知識がなければ「うちは歯科医院なので，この手帳は不要です」と返してしまうことでしょう．逆に知識があれば「あら，糖尿病連携手帳をお持ちくださったのですね！わざわざご丁寧にありがとうございます．診察が終わった後に，院長に記入してもらいますね」と対応できるはずです．糖尿病の患者さんであれば，どちらの歯科医院を選ぶでしょうか？日頃から歯科医師，歯科衛生士はもちろんのこと，歯科助手，受付，全職員で糖尿病連携手帳の意味と運用を共有しておきましょう．

　このような取り組みを推進するためには，糖尿病連携手帳配布事業に歯科系企業にも協賛していただき，歯科医院での配布が容易になるとよいでしょう．

注4：1作目『内科医から伝えたい歯科医院に知ってほしい糖尿病のこと』，2作目『糖尿病療養指導士に知ってほしい歯科のこと』，3作目（本書）『内科医から伝えたい歯科医院に知ってほしい糖尿病のこと その2』（医歯薬出版，2019年5月現在）

4 月刊『糖尿病ライフ さかえ』に毎月掲載される歯科情報

　日本糖尿病協会は『さかえ』という糖尿病情報月刊誌を発行し，10万人の会員に毎月届けています．日本糖尿病協会50周年記念誌に掲載された，『さかえ』の解説をご紹介します[10]（図6-9）．

　創刊時（1961年10月号）は，糖尿病教室の教科書を目的としてつくられた『さかえ』も，今はその役割が拡大し，医学的知識や糖尿病の療養に関する情報提供にとどまらず，患者さんどうしの交流の場，そして糖尿病ライフを充実させる伴侶といえる雑誌になってきていると思います．

　発行部数は10万部ですが，糖尿病患者890万人という現実と照らし合わせてみれば，いかに少ないかと考えずにいられません．

　「何々を食べると糖尿病がよくなる」といった類いの雑誌が売れるのが現状ですが，**『さかえ』は真実を伝えることが使命であり，根拠のないものや，あやふやなことは載せられません**．しかし，教科書だけでは『さかえ』の存在価値は下がってしまいます．日常生活での疑問や不安に簡単に答えられる記事はもちろんのこと，**糖尿病の療養をしながらも，人生を楽しく，充実させていくための伴侶としての『さかえ』でなければなりません**．

　昨今，無責任な記事や番組が氾濫するなか，一般市民が安心できる情報源を商業メディアにみつけることは，不可能に近いといってよいでしょう．『さかえ』は，信頼できる執筆陣と編集者が内容を吟味することで，学術的根拠に基づいた真実をわかりやすく，明る

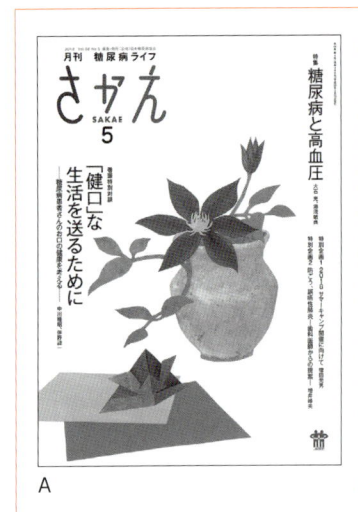
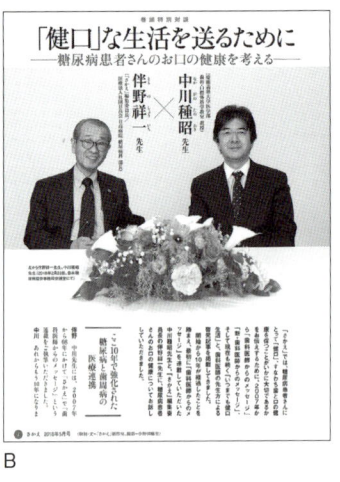
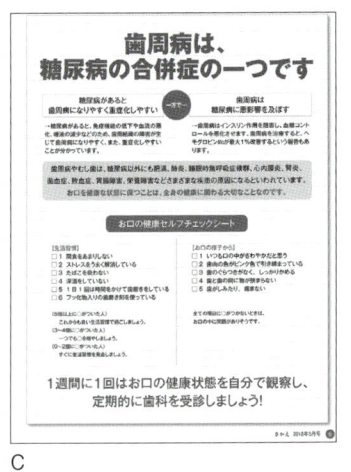

A　　　　　　　　　　　B　　　　　　　　　　　C

図 6-9　日本糖尿病協会が発行している月刊『糖尿病ライフ さかえ』
A：表紙
B：歯科連載開始10周年を記念して2018年5月号に掲載された特集記事
C：毎号に掲載されている歯周病啓発ポスター

く伝える，唯一の一般向け糖尿病専門雑誌です．

　そして，『さかえ』誌上では 10 年以上にわたり，お口の健康をテーマにした歯科医師による読み物が毎号掲載されています．さらには，毎月 1 ページにわたり「歯周病は糖尿病の合併症の一つです」というメッセージが，全会員に向かって発信されているのです．

　毎月これだけの歯科啓発メッセージが，全国の 10 万人に向かって送り続けられている事実を知っていただければ，**日本糖尿病協会が医科界最大の歯科支援組織**であることは，ご納得いただけるかと思います．

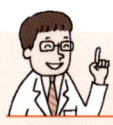 **Dr.にしだの勘所！**

　『さかえ』は A4 版で 60 ページ程度の薄い冊子ですから，外来の待合室に置いてもかさばりません．糖尿病のことだけではなく，毎号歯科の話題が掲載されていますので，歯科外来にもピッタリの内容ではないでしょうか．

5　日本糖尿病療養指導学術集会

　2013 年 7 月，第 1 回となる日本糖尿病療養指導学術集会が，京都国際会議場で開催されました．糖尿病は多職種がチームとなって取り組む疾患です．期間中は，医師・看護師・管理栄養士・薬剤師・臨床検査技師・理学療法士など，さまざまな職種が一堂に会し，熱気溢れる発表や議論が 2 日間にわたり交わされました．

　本学術集会の特徴は，採択された演題の発表だけではなく，あるテーマについてさまざまな専門職が同じテーブル上で徹底的に議論する「スモールグループディスカッション」が設けられている点にあります．

　第 1 回は全部で 10 個のテーマが用意されたのですが，この中に **"歯周病リスク"** が登場したのです．ファシリテーターは，医科側が私，歯科側は原瀬忠広先生が担当し，白熱したグループディスカッションが医科と歯科の間で展開されました．この時，歯科医師や歯科衛生士の参加者が意見を述べはじめると，医師や看護師，管理栄養士らが身を乗り出すようにして熱心に聴き入っていた姿を，私は今でもありありと思い出すことができます．

Dr.にしだの勘所！

　日本糖尿病療養指導学術集会は，糖尿病をテーマにして年1回開催される多職種が集う学会です．スモールグループディスカッションには，多数の医科スタッフが参加しますので，医師，看護師，管理栄養士，薬剤師，臨床検査技師，理学療法士などさまざまな職種から「歯科はどのように見られているのか？」，「どのように期待されているのか？」，「どれほど興味を持たれているのか」を肌身で感じることができる，貴重な機会です．

　日本糖尿病療養指導学術集会は，2019年で7回目となりますが，**スモールグループディスカッションのテーマには毎年必ず，歯科医科連携が組み入れられている**のです．この事実からもまた，歯科界に対して深い理解と期待を示す，日本糖尿病協会の姿勢が伺えます．

6　登録歯科医制度

　最後に紹介する日本糖尿病協会の取り組みは，"登録歯科医制度"です．その紹介文は，次のように記されています[11]．

　近年，糖尿病と歯周病の因果関係に関する論文が報告され，歯周病は糖尿病の腎症，網膜症，神経障害，大血管障害，小血管障害に次ぐ6番目の合併症と言われています．

　歯周病がある糖尿病患者では，歯周組織の微小血管障害，歯周結合組織の代謝の異常，免疫機能の低下や唾液の減少・口腔乾燥を発症する場合があり，重度の歯周病は，糖尿病患者における虚血性心疾患ならびに糖尿病腎症による死亡の予知因子となることがあります．また，糖尿病患者に対し歯周病の治療・管理を行うことにより，血糖コントロールが改善したとの報告もなされており，両者に密接な関係があることが年々明らかになってきております．

　日本糖尿病協会　登録歯科医制度とは，日本歯科医師会と日本糖尿病協会が，日本歯周病学会のお力添えを戴き，相互の連携を一層強化し，糖尿病・歯周病・血管病変に関する情報交換により，予防並びに治療の向上を目指し，同時に会員相互の理解を深め，国民の健康増進に寄与することを目標としております．

　本制度は糖尿病・歯周病を罹患している患者さんに対し，歯科医師や療養指導医を紹介するなどの医科歯科連携を行い，患者さんの糖尿病・歯周病の予防・治療に努めます．是非，日本糖尿病協会登録歯科医となり，ご活躍ください．

　登録歯科医制度は，糖尿病と歯周病が，コインの裏表のように相互に関連している事実に基づき，研修を通じて両者の関わりに深い理解を有した歯科医師を育成するために設立

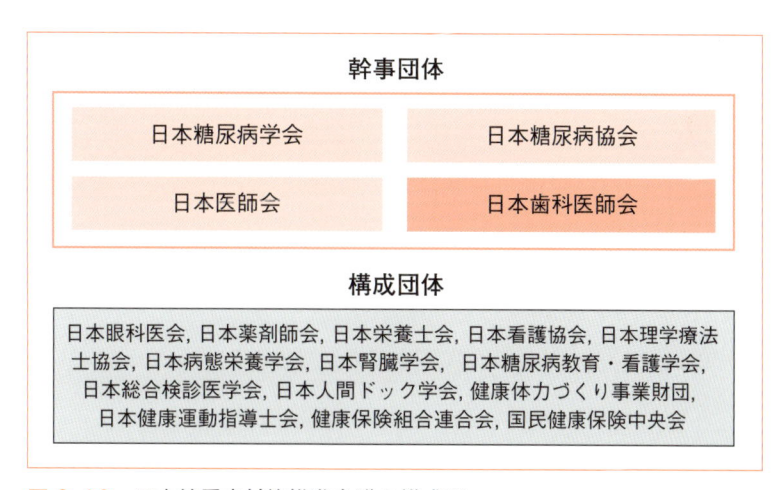

図 6-10　日本糖尿病対策推進会議の構成図
日本歯科医師会が幹事団体として参加している点に注目.

された制度です.

　その名称は 2018 年 4 月から "登録歯科医" になりましたが,当初は "歯科医師登録医" でした.「歯科医師登録医誕生の背景」を理解するためには,2005 年にまで遡らなければなりません.

　2005 年,日本医師会,日本糖尿病学会,日本糖尿病協会の三者により,日本糖尿病対策推進会議が設立されました.それから 2 年後の 2007 年,同会議に,**新たに日本歯科医師会が参画したのです**.この四者は "幹事団体" とよばれています(図 6-10).

　このほかにも,日本眼科医会,日本薬剤師会,日本看護協会,日本栄養士会,日本理学療法士協会,日本健康運動指導士会,日本腎臓学会,日本病態栄養学会,健康・体力づくり事業財団,日本糖尿病教育・看護学会,日本総合健診医学会,日本人間ドック学会,健康保険組合連合会,国民健康保険中央会も参加していますが,これらはすべて "構成団体" です(図 6-10).

　眼科医師,薬剤師,栄養士,看護師,理学療法士は構成団体に所属していることから,**糖尿病対策において歯科は数ある専門医療職の中でも特別な存在である**ことがわかります.

　そして同年,日本糖尿病協会は糖尿病治療と歯科口腔ケアの連携を強化することを目指し,歯科医師登録医制度を整備したのです.

　こうしてみますと,**2007 年は糖尿病領域における "医科歯科連携誕生元年"** であったといえるでしょう.

　これらの動きがきっかけとなり,翌 2008 年には,糖尿病治療ガイドに合併症の 1 つとして歯周病が初めて登場したことは,前著【『糖尿病のこと』p.55】でも紹介したとおりです.

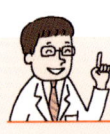

Dr.にしだの勘所！

　2007 年，日本歯科医師会は日本糖尿病対策推進会議に参画し，日本糖尿病協会は歯科医師登録医制度を設立しました．そして翌 2008 年に，『糖尿病治療ガイド』に合併症のひとつとして初めて歯周病が登場しました．わずか 2 年の間に起きた糖尿病医科歯科連携事業は，決して偶然ではありません．その裏に尽力された方々の存在があったからこそ，世界に誇れる取り組みが実現したのです．

5　なぜ日本糖尿病協会は歯科を重視するようになったのか？

　学術的根拠に基づいた理解と行動とはいえ，なぜ日本糖尿病協会はここまで積極的に歯科を支援してきたのでしょうか？　その理由の 1 つは，同会の会員構成を調べるとわかります．

　日本糖尿病協会のホームページには『日糖協データベース』という検索コーナーが用意されており，国民の誰もが「糖尿病に詳しい近くの歯医者さん」を検索できるようになっています（図 6-11）．

　このデータベースを使い，職種別の構成割合を調べると図 6-12 のようになります．

　第 1 位は医師で 41.8% ですが，なんと歯科医師は 32.5% で第 2 位なのです．しかも，第 3 位の看護師には 2,000 人以上もの大差をつけています．

　選挙と同じく『数は力』です．日本糖尿病協会の中で，これだけの会員数を誇ることが

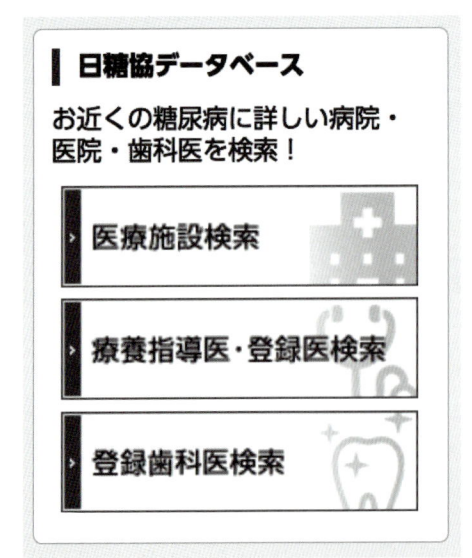

図 6-11　日糖協データベース
日本糖尿病協会のホームページに検索コーナーが用意されている（https://www.nittokyo.or.jp）

【著者略歴】

西田 互（にしだ わたる）

医学博士，日本糖尿病学会糖尿病専門医
広島県広島市出身
1988 年　愛媛大学医学部卒業
1993 年　愛媛大学大学院医学系研究科修了
1994 年　愛媛大学医学部第二内科助手
1997 年　大阪大学大学院医学系研究科神経生化学助手
2002 年　愛媛大学医学部附属病院臨床検査医学（糖尿病内科）助手
2008 年　愛媛大学大学院医学系研究科分子遺伝制御内科学（糖尿病内科）特任講師
2012 年　にしだわたる糖尿病内科　開院，現在に至る

にしだわたる糖尿病内科
〒790-0952 愛媛県松山市朝生田町 6 - 4 - 1
http://nishida-wataru.com

内科医から伝えたい
歯科医院に知ってほしい糖尿病のこと その2　ISBN978-4-263-42265-6

2019 年 5 月 1 日　第 1 版第 1 刷発行

著　者　西　田　　互
発行者　白　石　泰　夫
発行所　**医歯薬出版株式会社**

〒113-8612　東京都文京区本駒込 1 - 7 - 10
TEL. (03)5395 - 7638(編集)・7630(販売)
FAX. (03)5395 - 7639(編集)・7633(販売)
https://www. ishiyaku. co. jp/
郵便振替番号 00190 - 5 - 13816

乱丁，落丁の際はお取り替えいたします　　　　印刷・あづま堂印刷／製本・愛千製本所
© Ishiyaku Publishers, Inc., 2019. Printed in Japan